"国家中医临床研究建设基地·国家中医药服务出口基地"系列读本

张君斗

学术经验传承集

U0388840

主　编｜杨思进　谢春光

副主编｜徐厚平　董丽

编　委｜（以姓氏笔画为序）

王　丽　　王饶琼　　毛西彦　　毛琳慎　　龙海兵　　叶丽莎

伍小红　　任　维　　任桂林　　刘　平　　刘　芳　　刘　祎

刘　颜　　刘　薇　　刘天助　　刘佳利　　刘孟楠　　刘增金

江　燕　　江云东　　玛雅·马扎尔（巴基斯坦）　　李　波

李小林　　李长江　　李文龙　　李亚琴　　杨　方　　杨　雪

杨　燕　　杨云芳　　杨廷富　　杨忠明　　杨浩然　　杨露银

吴　佼　　何汶璐　　何清位　　余能伟　　汪建英　　张　蕾

陈　丽　　陈　浩　　陈孟利　　罗　钢　　胡钟竞　　贾渴冉

顾兴科　　郭伍斌　　唐　超　　梁　盼　　梁俊杰　　韩　梅

曾彩琼　　蒲清荣　　赖晓玲　　潘　洪

人民卫生出版社

·北京·

图书在版编目（CIP）数据

张君斗学术经验传承集 / 杨思进，谢春光主编 . —
北京：人民卫生出版社，2023.12
ISBN 978-7-117-35969-6

Ⅰ. ①张… Ⅱ. ①杨… ②谢… Ⅲ. ①中医临床 – 经
验 – 中国 – 现代 Ⅳ. ①R249.7

中国国家版本馆 CIP 数据核字（2024）第 027260 号

人卫智网	www.ipmph.com	医学教育、学术、考试、健康， 购书智慧智能综合服务平台
人卫官网	www.pmph.com	人卫官方资讯发布平台

张君斗学术经验传承集
Zhang Jundou Xueshu Jingyan Chuancheng Ji

主　　编：杨思进　谢春光
出版发行：人民卫生出版社（中继线 010-59780011）
地　　址：北京市朝阳区潘家园南里 19 号
邮　　编：100021
E - mail：pmph @ pmph.com
购书热线：010-59787592　010-59787584　010-65264830
印　　刷：北京瑞禾彩色印刷有限公司
经　　销：新华书店
开　　本：889 × 1194　1/32　印张：4
字　　数：80 千字
版　　次：2023 年 12 月第 1 版
印　　次：2024 年 2 月第 1 次印刷
标准书号：ISBN 978-7-117-35969-6
定　　价：69.00 元

打击盗版举报电话：010-59787491　E-mail：WQ @ pmph.com
质量问题联系电话：010-59787234　E-mail：zhiliang @ pmph.com
数字融合服务电话：4001118166　E-mail：zengzhi @ pmph.com

张君斗先生简介

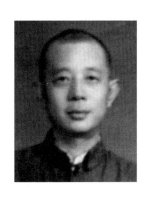

　　张君斗（1903—1970），1903 年7 月 16 日出生，四川泸州人。曾任政协四川省第三届委员会委员、政协泸州市第三届委员会副主席、自贡市卫生局副局长、川南医院（现西南医科大学附属医院）中医科主任等。青年时随父学医，学成后在泸州、自贡等地行医多年，对《伤寒论》的研究有较深造诣，擅长呼吸系统疾病和小儿杂病的诊治，为川南地区著名的中医学家。

　　1951 年 7 月参加工作，供职于川南行署卫生厅医政科，后任科长；1953 年调任自贡市卫生局宣传教育科科长；1954 年 12 月调入川南人民医院任门诊部副主任，成为川南医院第一位中医师，并对外应诊，1955 年5 月中医科成立，由他兼任科主任，设病床 30 张。1956年 6 月起，为西医学习中医班讲课，培训中医和中西医结合业务骨干，他任教学组组长，与刘步龙、应道明等名老中医一道，先后讲授了《伤寒论》《内经知要》《金匮要略》《医学实在易》《本草纲目》等。张君斗先生是

泸州医学院（现西南医科大学）附属医院中医科的创始
人，一直担任该科主任直至逝世。1964年，年逾六旬
高龄的张老亲自深入泸县福集区乡村、工矿调查，探求
致病因素，写出防治报告，为泸州地区多发病的有效
防治提供了科学依据。团队整理总结撰写《百病百方》
一书，曾获国家卫生部颁发的"发扬祖国医学事业银
质奖"。

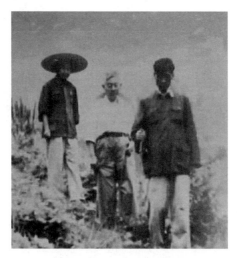

张君斗先生（中）乡村巡诊

张君斗先生还担任过医院医务部副主任、管理委员会
委员、医疗事故鉴定小组成员等职，对医院的管理工作也
有一定贡献，曾多次被评为医院先进工作者。

张君斗先生在"文革"中，遭到冲击，不幸于1970年
4月20日逝世。1984年6月，中共泸州医学院党委恢复
其名誉，举行了骨灰安放仪式。

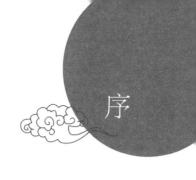

序

　　张君斗先生作为"善为经方，专治难症"的川南名医之一，出身于四川泸州中医世家，自幼在父亲督导下攻读岐黄，聆闻家秘，得其真传。张氏学源《内》《难》，谙熟《伤寒》《温病》，提倡中西医结合，他和他的团队成员博采众家之长，选方遣药以仲景经方为主，开展对急重症、急腹症的防治，因其"处方精、药味少、药价廉、疗效高"而闻名川南一带，深得群众爱戴与尊重。对肠痈的治疗，张氏独辟蹊径，从肠痈好发部位与肝经循行相关出发，制定疏肝理气、清热解毒之法，以四逆散加黄柏、丹皮进行治疗，在临床广泛应用，力纠中医不能治疗急腹症之偏见，张氏团队因此曾获得省级科技成果奖，相关事迹被载入《四川省科技志》。此外，张氏团队成功以化斑汤加减配合"三宝"治疗流行性乙型脑炎，治愈率达 90% 以上，在当时达到了国内先进水平，在该病后期调理上，独创以怀山药 60g 调养肝肾脾胃之法，药简价廉且功专效宏。

　　张氏与李斯炽、龚志贤三人一起代表四川出席全国第一届卫生工作会议，受到党和国家领导人的接见，在中医界享有较高的声誉。在长期临床实践中，张氏率领团队总结经验，编写了《百病百方》小手册，该手册以病为纲，撷集其毕生精粹，一病之下，拟出最常见的证型和选方，看之一目了然，用之效如桴鼓，利于后辈学习。

现今，我院在"传承精华，守正创新"的理念指导下，成功申报了"四川省中医经典传承中心——张君斗中医经典传承中心"项目。为把张君斗团队学术思想发扬光大，我院中青年学者在《百病百方》小手册基础上，联合成都中医药大学第一附属医院专家收集整理完善相关资料，编撰成《张君斗学术经验传承集》一书，此书是对张氏团队学术思想精华的传承与发扬，也是后辈中医学子和爱好者难得的精神食粮。

期待此书的出版问世！

孙同郊

2023 年 4 月

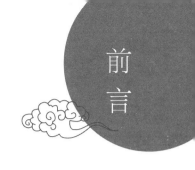

　　蜀中伤寒名医张君斗，素有"药王"之称，擅长"经方"，擅用"和法"，张老学源《内》《难》，尊经循旨，私淑仲景，博采众家。对《伤寒论》《金匮要略》颇有研究。对《沈氏尊生书》亦推崇备至。选方遣药大多出自仲景，处方一般不出七八味，治疗多种内科疑难急重症，屡获奇效。人们称他经方派医生，以处方精、药味少、药价廉、疗效高而闻名遐迩。曾与李斯炽、龚志贤三人一起代表四川中医出席全国第一届卫生工作会议，受到党和国家领导人的接见，在中医界享有较高的声誉。

　　张老擅用和法，发现肝气与诸多疾病的关系，提出和法病位在手足少阳、膜原腠理，涉及五脏六腑、气血津液；治法有补泻同施、寒热并用、营卫共调、气血兼顾。张老为诱掖后学，示人法度，他把经过反复验证、疗效确凿的临床精华与其学术团队一道编撰成册，后人称为《百病百方》，曾获卫生部"发扬祖国医学事业银质奖"。该书以病为纲，撷集其毕生精粹，看之一目了然，用之效如桴鼓，具有较高的理论价值与临床应用价值。整理此书有助于读者学习了解相关研究热点问题，促进中医药学术的传承与发展。我们在《百病百方》基础上，结合现有资料，整理而成《张君斗学术经验传承集》一书，集中展示了张老学术团队的学术思想及临床经验处方，并结合现代认识进行释义，以便更好地认识其内涵，体现继承与发扬相结合、理论与实践相结合，富有创新性与实用性。

本书可供各级各类中医药人员阅读参考，尤其适合广大临床医师及中医院校师生学习参考。因年代久远，部分书稿缺失，我们还请王正河、孙同郊等老专家对张君斗先生生平及书中部分资料予以补充完善，在此一并表示衷心的感谢！书稿虽经尽心整理，然疏误之处必不可避免，不妥之处，敬请读者指正。

杨思进

2023 年 1 月

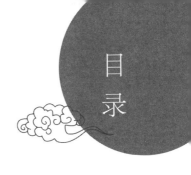

目 录

第二章　外科 ………………………………………… 050

下篇 传承篇

上 篇

缅怀篇

学术思想概要

张君斗为伤寒名医，出身中医世家，其父张善之，川南名医，医术精良，有"药王"之称。张老10余岁时，即随父学习岐黄之术，得其真传。博采众家之长，而以仲景的经方为核心，善用《伤寒》中六经主方，尤擅《伤寒》三阴经主治之"经方"，及与《金匮》相应病症或相应病机的"经方"加减。于经方中进行加减，重用"经方"君臣之药，平中出奇，临床疗效之佳，令人惊叹，人皆称奇，名以"怪医"。白喉、流行性乙型脑炎、浸润性肺结核、大叶性肺炎、慢性肾炎、高血压、脑出血、消化性溃疡及伴出血这些疑难症，由他用"经方"加减治疗，多能出人意料，效如桴鼓。如一闭塞性脉管炎患者本已要遭截肢，经他由"经方"加减治疗后，竟获痊愈，此法曾获得四川中药成果奖。

张君斗从治肝病中，发现了肝气与许多病的关系，而有下列创见性的经方运用。

"四逆散"加味，用于治疗急慢性阑尾炎、化脓性阑尾炎、胆石症、胆囊炎、结石性胆囊炎、急性梗阻性化脓性胆管炎、胆道蛔虫病、蛔虫病及伴感染、急性胰腺炎、病毒性肝炎、溃疡病及伴出血、坏死性肠炎、睾丸炎、附睾炎、急性胃肠炎、胃肠神经官能症、神经性头痛、肋间神经痛、痛经等 25 种疾病，发展仲景经方的学术体系，曾获得四川中医药银奖。

对"急性阑尾炎"的辨证论治：痛之部位在脐右，脐右属太阴脉络，太阴属肺，与大肠相表里，脉按之牢是肠之辨证，经曰：诸脉厚数，当发热，而洒淅恶寒，若有痈处，饮食如常者，蓄积有脓也。脉数而有力，痛剧而恶寒，是肠上痈初起，将作脓也，不可攻下，只宜镇痛、消肿、解热、清血。如伤寒之少阴痛，四逆，其人或咳，或悸，或小便不利，或腹中痛，或泄利下重者，四逆汤主之。《内经》曰：热淫于内，佐以甘苦，以酸攻之，以苦发之。枳实、甘草之甘苦以泄里热，芍药之酸以镇痛解热，柴胡之苦以泄外热，再加粉丹以解血热，黄柏之苦以泄肠热，服后 4 小时止痛，服药 2~3 剂即愈，服此方胜于"大黄牡丹汤"。

张君斗博采众家之长，而以仲景的经方为核心，临床应用得心应手，所著《百病百方》，精彩纷呈。

川南名医张君斗 ①

严石林　李正华

张君斗，四川泸州市人，出身中医世家，自幼在父亲督导下攻读岐黄，聆闻家秘。其叔父张焕之，是位学识渊博、治验独特、善治急症、誉满川南的名医。参师拜学其叔父后，朝夕随诊，耳濡目染，深得心传。加之自幼天资聪颖，记忆超群，对经训勤学苦钻，熟读熟背，将理论临床融会贯通，到二十世纪四五十年代已成为学验皆优、医理精湛的川南名医。1950 年出任川南行署卫生厅医政科副科长，1953 年任四川省第一届卫生厅卫生科长、四川省卫生工作者协会副主任。1954 年短暂出任自贡卫生局长、医院院长后转回泸州，多方邀请中医名流，组建川南医院中医科并任该科主任。张老与李斯炽、龚志贤一起代表四川中医出席全国第一届卫生工作会议，受到党和国家领导人的接见，在中医界享有较高的声誉。

---

① 本文刊登于《四川中医》1993 年第 11 期。

学源经旨　医林楷模

张老学源《内》《难》，尊经循旨。私淑仲景，博采众家。对《伤寒论》《金匮要略》颇有研究。对《沈氏尊生》亦推崇备至。选方遣药大多出自仲景，立法垂方一般不出七八味。如治疗失眠多梦，常用台乌百合散或甘麦大枣汤，用药仅二味、三味，可谓精炼之至。人们称他为经方派医生，以其处方精、药味少、药价廉、疗效高而闻名遐迩。他认为前贤成方甚多，只要善于选择，巧施化裁，用之无不取效。若临证立法太多，变化太大，反不严谨，不易观察疗效，不利学术发展，不便后人继承。为诱掖后进，示人法度，他把经过反复验证，疗效确凿的临床精华编为手册（后人称为《百病百方》），作为向国庆十周年贡献的礼品。该书以病为纲，撷集其毕生精粹，一病之下，拟出最常见的证型和选方，看之一目了然，用之效如桴鼓，极其有利后学。

张老治学严谨，一丝不苟，诊察病情，从不马虎。为了解有重要诊断价值的症状、体征，常不辞辛苦，不顾劳累，不怕脏臭，亲临体察，辨析入微。如有一下痢者，其学生呈述病情仅凭病人口述，未仔细观察大便症状，被张老严厉批评。他说："医非儿戏，岂能粗枝大叶，惧怕脏臭！"其实张老早已临厕了解，掌握第一手资料。由于辨证准确，凡经他诊治的病例，处方既出，大多药无虚发，可使沉疴立起。

张老禀性傲烈，刚直不阿。对病人却心怀坦荡，满腔热情，不分贫富。为抢救危厄重病，他常吃住在病房，亲自为病人熬药，督促按医嘱治疗。若遇缺药，他便多方联系，四处寻求。如治疗"乙脑"，当时缺乏"三宝"，他虽已六十高龄，还坐车去区县寻觅，对工作、对病人可谓尽心尽力。又如在除害灭病时期，他带头深入贫困山区为群众治病，因地制宜，千方百计为病人减轻痛苦和经济负担。如一肺炎患儿，因家境贫寒，无钱治疗，持续高热，命在旦夕。张老巡诊路过，急书麻杏石甘汤，药仅四味，花钱仅几分，却挽救了患儿性命。

早在二十世纪四十年代时他就注重向西医学习，提倡中西医结合。二十世纪五十年代又主动为西医离职学习中医的高级医师们讲授《内经》《神农本草经》《伤寒》《金匮》等。同时与西医密切合作开展对重症、急腹症的防治。泸医曾流传一段佳话：一九五九年西医儿科主任外出，由他主持病房工作，对许多急重患儿单纯予服中药治疗，不用或少用抗生素，使病房输液率由 50% 下降至11%，抢救了不少危重病人，深得家长赞誉和高级西医的敬重。

巧施和解　曲尽其妙

张老的临床特点之一是善用和法。他说："和法的病位在手足少阳，膜原腠理，涉及五脏六腑，气血津液；病因为风寒、湿热、痰浊、气郁；病机为表里、营卫、气血、阴阳失调；治法有补泻同施、寒热并用、营卫共调、气血兼顾，适用范围最广。"常以小柴胡出入治疗多种急慢疑难病证。其加减化裁，曲尽其妙，出神入化。现举数例，以窥一斑。

1. 胃脘疼痛（急慢性胃炎） 凡肝胃郁热，症见胸胁痞满，痛不喜按，嘈杂吞酸，以小柴胡汤合小陷胸汤加减治疗，常药到痛止。

2. 三焦咳嗽（急慢性支气管炎） 三焦饮停犯肺，症见阵发性痉咳，痰白清稀，不易咳咯，咳引胁痛者。以小柴胡去生姜、大枣，加干姜、五味子、细辛、青黛，二三剂可咳止病减。

3. 时行黄疸（急性黄疸型肝炎） 肝胆湿热初起，症见胸胁胀痛，寒热往来，黄疸鲜明。以小柴胡去人参加茵陈、栀子、瓜壳（瓜蒌皮）治疗，除湿退黄甚快。

4. 眩晕头痛（高血压） 肝经气火并逆，血热上冲，症见眩晕头痛，起则眩甚，耳鸣目赤，口苦咽干，阳亢症状不显著者。以小柴胡去参、姜、枣，加夏枯草、杜仲、白芍、牡蛎，是治疗一般高血压较为平稳而常用的方剂。

5. 面颊刺痛（三叉神经痛） 肝胃郁热，症见太阳穴、耳前、颊车等处剧痛、刺痛，往来寒热，口苦口渴者。以小柴胡去人参加石膏，渴甚再去半夏加生地、黄柏治疗，止痛尤佳。

6. 前额闷痛（急慢性鼻窦炎） 胆胃郁热，移热于脑，症见前额闷痛，鼻塞不闻香臭，流黄稠浊涕者。以小柴胡去参、姜、枣加石膏、知母、白芷、辛夷，疗效优于其他同类方剂。

7. 胁肋刺痛（胁间神经痛） 肝胆气血痰瘀，症见胁肋疼痛，固定不移，持续刺痛、呼吸、咳嗽引痛者。用小柴胡去参、姜、枣，加香附、白芍、姜黄、牡蛎、瓜壳（瓜蒌皮）治疗，可收立竿见影的止痛效果。

8. 目睛红赤（急性结膜炎） 凡肝经风热，症见目睛红赤，疼痛难忍，流泪生眵，恶风羞明者。以小柴胡去参、姜、枣，加栀子、桑叶、菊花、蝉蜕、谷精草治疗，眼疾消除很快。

9. 乳痈初起（急性乳腺炎） 因肝胃痰热瘀阻，症见乳腺红肿疼痛，硬块结节，乳汁不通，恶寒发热。以小柴胡去参、姜、枣，加夏枯草、丝瓜络、瓜壳（瓜蒌皮）、木通、栀子、牡蛎、白芍治疗。此方仅适用于乳痈初起，有消肿散结之效，脓成者服之无益。

10. 疟疾时发 此为邪伏膜原。症见恶寒壮热，定时而发，头痛呕逆，口渴多汗者。以小柴胡去参、枣，加蜀漆、青蒿、何首乌、威灵仙、槟榔，于发作前三小时，每间隔一小时服药一次，可收截疟止发之效。

善治急症　疗效非凡

鉴于急症、重症依赖西医救治的倾向，张老认为中医自古对这些病都有较好疗效。因而他穷究经旨，谙熟伤寒、温病，并结合自己的经验，研究出一系列治疗方药，故以治疗急重症见长。从二十世纪五十年代开始就在病房开展对急性热病、急性传染病、急腹症的救治，取得累累硕果。

1. 暑温（流行性乙型脑炎） 1956—1958 年，张老成功运用化斑汤加减配合"三宝"治疗流行性乙型脑炎（简称"乙脑"），三年内收治四百余例，治愈率在 90% 以上，达到国内先进水平。在乙脑的后期调理上，经过深思熟虑，独创以怀山药 60g 调养肝肾脾胃。不仅药简价廉，而且功专效宏。本病发病急骤，传变迅速，险象环生。每到发病季节，他身居病房，细心洞察。病情骤变，随即更方，危厄初露，救治即至。临危不惧，抢救有序，处理果断。

与此同时，他还以清温安脑汤加味（银花、连翘、石膏、栀子、生地、丹皮、赤芍、玄参、麦冬），配合"三宝"，治疗流行性脑脊髓膜炎，治愈率达 97%。以葛根芩连汤加味治疗流行性脊髓前灰白质炎、小儿中毒性菌痢。异病同治，共奏殊功。

2. 肠痈（急性阑尾炎） 本病在《金匮要略》中早有定法。张老师古不泥古，独辟蹊径，从肠痈好发部位在肝经循行区域考虑，制订疏肝理气、清热解毒之法。以四逆散加黄柏、丹皮进行治疗，在西医病房收治一百多例，无不应手辄效。此方比大黄牡丹皮汤安全可靠，无化脓之虞，而且方法简单，药物价廉，镇痛力量强，消炎退烧快，治疗时间短（一般二至五天），比西医手术治疗利多弊少，打破中医不能治疗急腹症之说，被医家普遍推崇，临床广泛采用，最后被编制成计算机专家系统储存，并获省级科技成果奖，载入《四川省科技志》。

此外，张老还治疗急性胆囊炎、胆石症、急性胰腺炎、胆道蛔虫、肠梗阻、溃疡病穿孔出血等急腹症，均收到令人满意的效果。

3.肺炎咳嗽 中西医对本病各有疗效。但若病情迁延、壮热持续、咳喘息粗、痰热胶结、正气大伤的疑难重症，却治非易事。张老根据自己多年临床经验，不拘常法，自拟桑皮白前汤。是方以石膏、芩、栀清热解毒，桑白皮、白前、瓜壳（瓜蒌皮）、兜铃、浙贝清肺化痰，妙佐人参、麦冬益气滋阴，共奏补泻兼施、清化并用之效。对重症肺炎、大叶性肺炎类颇有卓效，救治不少危重病人。

张老一生诊务繁忙，求医者络绎不绝，常车迎车送，往返于宜宾、自贡、泸州之间，称为川南名医绝无半点溢美浮饰之辞。他禀性刚烈，为人坦荡，善用经方，善治急症、疑难重症。其博学多识，果断才思，超群记忆，胆识过人，无不令人钦佩。他辨证准确，遣方精炼，加减严密，疗效非凡，堪称医林高手。他的医疗业绩、医德风范永远值得我们崇敬和学习。

（本文承蒙汪新象、商朝纲、彭茂林、王正河等老师提供资料，在此一并致谢）

中 篇

百病百案

第一章 内 科

一、脊髓前角灰白质炎 [1]

急性期有发热，腰背及四肢疼痛无力伴发热，瘫痪前期有颈背强直、口噤不语、手足不遂，以下肢为最，而呼吸肌、吞咽肌、膀胱括约肌亦有。小便黄，大便结燥，舌苔微黄或黄厚腻，发热时，脉浮数，退烧后多弦细或细。

发热时处方：

粉葛三钱，黄芩三钱，黄连二钱，石膏五钱，芍药二钱，金银花三钱，甘草三钱。

针灸：足三里、下巨虚、内庭穴、犊鼻穴、伏兔穴。

现代剂量： 葛根9g，黄芩9g，黄连6g，石膏15g，赤芍6g，金银花9g，甘草9g。

编者按： 患者以发热为主要表现，选用葛根芩连汤加减治疗。方中石膏清热泻火，清泄阳明经胃热，为君药；以黄芩、黄连清热燥湿，泻火解毒，金银花清热解毒，共为臣药；赤芍清热凉血，为佐药；甘草既可清热解毒，又可以调和诸药，为使药。

---

[1] 文献整理保持原貌。

二、疟疾

寒热定时发作，热最高即出汗，汗出热解如常人。时觉头昏，发作之前有呵欠，背麻怯冷，顿将发，病进则发作时间向后推进，热冷时间加长，病减则发作时间提前，发冷程度减轻，时间缩短，都是先寒战1～2个小时后才发热，兼有呕吐，口苦，胁下满，便秘等，久则左胁肋下痞硬，小便黄，舌苔白，平时脉象多弦数，发冷时脉象多沉细，发热时脉变洪大。

处方：

竹胡（竹叶柴胡）三钱，黄芩三钱，法半夏三钱，青蒿半钱，威灵仙二钱，蜀漆半钱，槟榔二钱，甘草一钱，生姜三钱。

将三次药熬好后去渣重煎一个小时，三次分服，发作之前三小时开始，每时一次，如疟在正午十一时发作，服药则九、十、十一点各一次。

若发热时间长者可加青蒿一钱，口渴加花粉一钱，呕吐加白豆蔻二钱。

现代剂量：竹叶柴胡9g，黄芩9g，法半夏9g，青蒿1.5g，威灵仙6g，蜀漆1.5g，槟榔6g，甘草3g，生姜9g。发热时间长加青蒿3g，口渴加天花粉3g，呕吐加白豆蔻6g。

编者按：患者明显寒热定时发作，是为少阳证，予以小柴胡加减治疗。柴胡为君药，透泄少阳半表之邪，疏泄气机之郁滞，使少阳半表之邪得以疏泄，气机得以条畅。

黄芩清泄少阳半表之热；青蒿清虚热、除骨蒸，为治疗疟疾要药；蜀漆、槟榔、威灵仙除痰、截疟，共为臣药。半夏、生姜和胃降逆止呕；是为佐药。甘草助大枣扶正，且能调和诸药，为使药。

三、热痢（菌痢）

患者在初起时有发热，恶寒或全身不适感，继而烦而不安，微渴思饮，同时食量减少，身体日疲，小腹作胀而发生刺痛，痛即大便，每日下脓血十次以上，每次均里急后重，大便绝少，有时只坠下脓血数滴，且臭气较大，小便频数而赤，舌苔如附白粉末，脉细有力。大便检查和培养，脓细胞甚多，有巨噬细胞、白细胞散布而新鲜，大便培养时阳性。

处方：白头翁汤加桔梗、枳壳。

黄柏三钱，桔梗三钱，枳壳三钱，白头翁三钱，黄连二钱，秦皮三钱。

现代剂量：黄柏9g，桔梗9g，枳壳9g，白头翁9g，黄连6g，秦皮9g。

编者按：湿热痢，治疗予以白头翁汤加减。白头翁苦寒，能入阳明血分，而凉血止痢，为君药。秦皮苦寒性涩，能凉肝益肾而固下焦；黄连凉心清肝；黄柏泻火补水，并能燥湿止痢而厚肠，取寒能胜热，苦能坚肾，涩能断下，三药为臣药。桔梗、枳壳二药配伍，一升一降，一宣一散，桔梗开肺气之郁，并可引苦泄降下之枳壳上行入肺，枳壳降肺大肠气之逆，又能助桔梗行气宽胸，具有升降肺气、宽中利膈的作用，共为佐药。

四、休息痢（阿米巴痢疾）

有往常下利便脓血病史，时止时作，止作之间长短不定，痢止如常人，但有营养不良和贫血现象，如面色憔悴，全身消瘦，精神倦怠，喜食好睡。时而大便常有脓血，发作时小腹微痛，或完全不痛。并很少发热，大便次数逐步增多，每日3～4次以上，里急后重，质稀，色淡白夹杂有大量脓血，小便正常，舌苔薄白，脉弱间有弦细。大便检查：发现阿米巴原虫。

处方：白头翁汤吞服鸦胆子。

黄连二钱，黄柏三钱，秦皮三钱，白头翁三钱。

现代剂量：黄连6g，黄柏9g，秦皮9g，白头翁9g，吞服鸦胆子。

编者按：休息痢予以白头翁汤加减治疗。白头翁苦寒能入阳明血分，而凉血止痢，为君药。秦皮苦寒性涩，能凉肝益肾而固下焦；黄连、黄柏泻火补水，并能燥湿止痢而厚肠，取寒能胜热，苦能坚肾，涩能断下，三药为臣药。鸦胆子止痢、截疟为佐药。贫血加白芍、阿胶，养阴、补血治疗。

五、时行黄疸（病毒性肝炎）

患者有发冷发热，全身无力，恶油等，如感冒症状，亦有周身作痛，如风湿病症状发作，数日后即发现巩膜发黄，渐渐蔓及全身，初起如橘子色，久则深，甚则黑而暗，右胁肋常作痛，转侧时痛更明显，压痛，肝大，有的可扪及脾脏，在黄疸出现之前有持续性高热，黄疸出现后则降为长时低热，寒热往来，口苦，咽干，干呕而烦，小便黄浊或赤，大便质稀，色白为最多，苔白腻，脉弦数或有力。凡登白试验阳性。

处方：小柴胡汤加减。

竹胡（竹叶柴胡）三钱，白芍四钱，条芩（黄芩）三钱，瓜蒌壳三钱，法半夏二钱，大枣三枚，生姜三钱，甘草半钱。

现代剂量：柴胡9g，白芍12g，黄芩9g，瓜蒌皮9g，法半夏6g，大枣3枚，生姜9g，甘草1.5g。或加茵陈、栀子、白豆蔻、牡蛎、天花粉、枳实、黄连。

编者按：一般可加茵陈，大便不溏加栀子，口渴加天花粉，呕吐加白豆蔻。胁痛，甚至无腹水者加牡蛎，大便秘结加栀子、大黄、枳壳，但高热不退者治法另议。

六、肺痨咯血（肺结核咯血）

面色不荣，体弱，咳嗽，痰中带血或咳吐净血，或不咳，喉痒，吐即是血，血色鲜紫不一，多少不等，阴虚症状明显。

以止血为主。

桑白皮一钱，生地四钱，胶珠四钱，川贝二钱，麦冬三钱，百合二钱，炒蒲黄三钱，远志三钱，甘草一钱，仙鹤草三钱，藕节炭五枚，白苇根三钱，棕皮灰三钱，灰剂布包入煎。

现代剂量：桑白皮 3g，甘草 3g，生地黄 12g，阿胶珠 12g，川贝母 6g，百合 6g，麦冬 9g，炒蒲黄 9g，仙鹤草 9g，白茅根 9g，远志 9g，棕榈皮（烧灰）9g，白苇根 9g，藕节炭 5 枚。

编者按：本方 13 味药，入肺占 11 味，多数为甘寒和甘苦微寒，味甘补土以生金，性寒清肺热，味苦泻降肺气。入心的有 7 味，甘苦微温为主，泻心火养阴血。桑白皮清泄肺热而止咳，白茅根、白苇根善清气血分之热，清透肺热，为君药；炒蒲黄、仙鹤草、棕皮灰、藕节炭四药，甘平苦涩微温，入脾止血又不瘀滞，为臣药。生地黄、阿胶珠凉血止血，川贝清肺化痰，百合清肺热，滋肺阴，远志苦辛温入心肺反佐通心肺之阳以活血，均为臣药，甘草调和诸药。纵观本方从心肝脾肺四脏论治，以肺肝为标，心脾为本，标本同治。共起甘寒清肺、止血养血之作用。

七、时行感冒（流感）

恶寒发热，午后体温上升高达 39℃以上，头重痛，全身及腰痛，骨节疼痛，微汗，恶油，目干，鼻塞流涕，咽喉灼热觉痛，喷嚏咳嗽或吐清水，或呕吐腹痛，甚则微利，小便黄，一般大便正常，脉象浮数有力。

处方：三仁汤加减。

防风二钱，苏叶半钱，杏仁二钱，连翘三钱，法半夏三钱，薏苡仁七钱，滑石三钱，淡竹叶三钱，甘草半钱，木通三钱，厚朴二钱，枳壳一钱，生姜二钱。

如身疼痛甚者可去苏叶加羌活一钱，如烧退而咳者，二陈汤加杏仁、桑叶、枯芩（黄芩）、知母、浙贝母等祛痰止咳，如下利者，可用黄芩汤。

现代剂量：防风6g，紫苏叶1.5g，苦杏仁6g，连翘9g，法半夏9g，薏苡仁21g，滑石粉9g，淡竹叶9g，木通9g，厚朴6g，枳壳3g，生姜6g，甘草1.5g。

编者按：患者恶寒发热为主要症状，头重痛，夹湿邪。治疗予以防风疏风解表；杏仁宣利上焦肺气，气行则湿化；薏苡仁甘淡性寒，渗湿利水而健脾，使湿热从下焦而去，是为君药。滑石、木通、竹叶甘寒淡渗，加强君药利湿清热之功，是为臣药。半夏、厚朴行气化湿，散结除满，是为佐药。生姜解表，和胃，为使药。整方宣上、解表、渗下，表邪得解，气畅湿行，暑解热清，三焦通畅，诸症自除。

八、风温（大叶性肺炎）

初病症如外感，转即持续高热39℃以上，面赤气粗，烦渴，咳嗽频数，咳较深，痰稠或脓痰，腥臭带血，胸痛。

处方：

桑皮一钱半，杏仁一钱半，兜铃三钱，石膏五钱，白前半钱，瓜壳三钱，沙参三钱，薏仁五钱，浙贝三钱，天冬三钱，怀知母三钱，枯芩二钱，焦山栀三钱，甘草半钱，苇茎四钱，冬瓜仁四钱。

此为小儿剂量，烧不退石膏加重，加粉丹（牡丹皮）、赤芍。

现代剂量： 桑白皮 4.5g，苦杏仁 4.5g，马兜铃 9g，瓜蒌皮 9g，沙参 9g，浙贝母 9g，天冬 9g，知母 9g，焦栀子 9g，石膏 15g，薏苡仁 15g，白前 1.5g，甘草 1.5g，黄芩 6g，苇茎 12g，冬瓜仁 12g。

编者按： 患者初感外邪，为表证表邪入里，郁而化热，治疗予以泄肺定喘，化痰排脓。桑白皮、黄芩泄肺定喘，石膏清热泻火、止咳除烦，共为君药。杏仁宣利上焦肺气，止咳化痰；马兜铃清热化痰、止咳平喘；薏苡仁清热排脓；瓜蒌皮润肺止咳祛痰；天冬养阴润肺；知母清热泻火，滋阴润燥，共为臣药。白前降肺气以平咳喘，消痰；浙贝母清热化痰、止咳平喘；苇茎清肺化痰、逐瘀排脓；冬瓜仁清肺化痰、利湿排脓；沙参滋阴清肺、益胃生津；焦栀子泻火除烦、凉血止血，还可以清热解毒，共为佐药。甘草祛痰止咳、清热解毒、调和药性，是为使药。

九、肺燥（老年支气管肺炎）

咳喘，吐泡沫痰病史，突然咳嗽转深，吐脓痰或黄褐色稠痰，有时带血。发热 38℃，午后尤甚，间有微恶寒，面微红，口渴出汗，胸部胀满，咳引胸痛及背（部），神差食少，倦怠无力，侧卧则咳喘加剧，小便黄赤，大便结，苔初如落粉末，重则舌绛而苔厚，或泛津黑而起刺。

处方：清燥救肺汤加减。

沙参三钱，天冬三钱，阿胶三钱，桑皮半钱，杏仁一钱半，石膏四钱，淮知母三钱，瓜蒌壳三钱，麻仁三钱，甘草半钱，栀子一钱半，枇杷叶三钱，冬瓜仁三钱。

现代剂量： 沙参9g，天冬9g，阿胶9g，知母9g，瓜蒌皮9g，火麻仁9g，枇杷叶9g，冬瓜仁9g，桑白皮1.5g，甘草3g，苦杏仁4.5g，栀子4.5g，石膏12g。

编者按： 方中桑白皮泻肺平喘，栀子皮质轻而寒，入上焦清泄肺热，石膏辛甘大寒，善清肺热而生津止渴，为君药，天冬、沙参甘寒养阴生津，可清除温燥，兼顾损伤之津液，知母补肺中津液；瓜蒌清热涤痰，利气润燥，为臣药，少量杏仁、枇杷叶苦降肺气，止咳平喘，阿胶、火麻仁助天冬养阴润燥，冬瓜仁清热化痰，排脓利湿，甘草益气补中，培土生金，以上均为佐药。

一〇、肺痈（肺脓肿）

寒热咳嗽频数，吐脓痰，气臭，胸胀满，咳则胸背刺痛，往往咳时以手护胸，面赤，烦躁出汗，目系发赤，鼻干燥，口渴，呼吸迫促，甚则喘不得卧，烦而不得眠，溲赤烦躁。

处方：千金苇茎汤加味。

苇茎一两，桃仁三钱，薏仁八钱，冬瓜仁八钱，百合五钱，发热、咳嗽止后调整为养阴润燥方。

另张君斗治一肺脓肿，药用：

桑皮三钱，生地五钱，天冬五钱，麦冬五钱，明参八钱，石膏八钱，白前三钱，百合八钱，瓜壳四钱，杏仁半钱，粉丹（牡丹皮）三钱，桔梗三钱，赤芍三钱，薏仁七钱，枯芩三钱，荷叶一张，冬瓜仁四钱，焦山栀半钱，甘草半两。

服两剂后改用：

天冬五钱，麦冬四钱，明参五钱，前胡二钱，桑皮三钱，浙贝三钱，百合六钱，枯芩二钱，淮知母三钱，冬瓜仁四钱，甘草半钱。

现代剂量： 苇茎 30g，桃仁 9g，薏苡仁 24g，冬瓜子 24g，百合 15g。发热，咳止后用养阴滋水剂。

编者按： 重用苇茎为君，甘寒轻浮，善清肺热，《本经逢原》谓"专于利窍，善治肺痈，吐脓血臭痰"，为治肺痈之要药。薏苡仁甘淡微寒，上清肺热而排脓，下利肠胃而渗湿；冬瓜子清热化痰，排脓利湿，共为臣药。桃仁活血化瘀，可助消痈；百合，养阴润肺，清心安神，是为佐药。

一、风寒咳嗽（急性支气管炎）

感冒风寒症状，胸痛，脉浮数，浮而微紧。

处方： 桂枝加厚朴杏仁汤。

桂枝三钱，厚朴二钱，白芍三钱，大枣三枚，生姜二钱，甘草半钱，杏仁二钱。

药后加服热粥，药后口微渴，小便微黄者，可改服麻杏石甘汤。

　　现代剂量：桂枝 9g，白芍 9g，生姜 6g，苦杏仁 6g，甘草 1.5g，厚朴 6g，大枣 3 枚。

　　编者按：方中桂枝辛温，助卫阳，通经络，解肌发表而祛外表风寒，为君药。芍药为臣药，酸甘而凉，益阴敛营，敛固外泄之营阴；桂枝、芍药同等配伍，营卫同治，邪正兼顾，相辅相成，散中有收，汗中寓补，相反相成；生姜辛温，助桂枝解表散邪，和胃止呕；大枣甘平，助芍药滋补营阴，健脾益气；生姜、大枣相配，补脾和胃，化气生津；杏仁苦降肺气，止咳平喘；厚朴行气消胀除满，共为臣药；甘草调和药性，助桂枝辛甘化阳，酸甘化阴。发中有补，散中有收，营卫同治，邪正兼顾，阴阳并调为仲景群方之冠，滋阴和阳，调和营卫，解肌发汗之总方。

一二、痰饮（慢性支气管炎）

　　咳深，呼吸迫促，有的不能平卧或侧卧一旦，口中和，吐涎沫或浊沫涎痰，并有头眩心悸，呕吐，胸胁支满，心下痞。

　　处方：苓甘五味姜辛汤。

　　茯苓三钱，细辛半钱，五味子半钱，甘草半钱。

　　可照《金匮》加减，轻则酌用苓桂术甘汤，外感引起者，用小青龙汤。

　　现代剂量：茯苓 9g，细辛 1.5g，五味子 1.5g，甘草 1.5g。

　　编者按：方中细辛辛温入肺经，温肺散寒，茯苓健脾渗湿，即可化已聚之痰，又能杜生痰之源。咳久伤肺，温散之药恐耗散肺气，故佐以酸敛之五味子，敛肺止咳，与细辛相配，散中有收，散不伤正，使邪去而不伤正，为仲景温肺化饮常用方，甘草调和诸药。

一三、哮喘（支气管哮喘）

喘息，喉间痰鸣，端坐，伏蜷常卧，表情恐慌，额上汗出，或目突唇干，痰稀或无痰，口微渴，间或作呕，小便黄，大便微结。

处方：小青龙汤。

麻黄二钱，干姜二钱，半夏二钱，五味子二钱，桂枝三钱，白芍三钱，细辛三钱，炙甘草一钱。

现代剂量：麻黄6g，干姜6g，半夏6g，五味子6g，桂枝9g，白芍9g，细辛9g，甘草3g。

编者按：以辛温之麻黄、桂枝为君药，发汗解表，开宣肺气，平喘止咳。桂枝化气行水，以化内饮。干姜辛热，细辛辛温，温肺化饮，解表祛邪。半夏辛苦而温，燥湿化痰，和胃降逆。然素有寒痰，脾肺本虚，故纯用辛温恐辛散耗气，配伍酸甘之五味子，敛肺止咳，芍药和营养血，二药相配，散中有收以利肺气开合，增强止咳平喘之功效，又可防止诸药耗气伤津。炙甘草益气和中，调和诸药。

一四、伤食心下痛（急性胃炎）

有伤食症状或有寒热，有时四肢厥逆，神志不清，或昏迷不醒，吐利过甚，则目凹无神，皮肤松弛，心烦作渴，小便黄，大便不利。

处方：生姜泻心汤。

黄连二钱，黄芩二钱，党参四钱，干姜一钱，生姜二钱，半夏一钱，甘草一钱，大枣一枚。

按：未吐利而剧痛者，去干姜、人参、半夏、大枣、甘草，加木香、砂仁，如吐利过甚，系胃肠炎，可倍用人参。

现代剂量：黄连6g，黄芩6g，生姜6g，党参12g，干姜3g，半夏3g，甘草3g，大枣1枚。

【附案】两孩呕吐后精神不振已一周，以为慢脾风，曾服附子理中汤。会诊时两孩均目凹神脱，头不欲举，全身消瘦。一个腹凹，有时轻微呕吐，反酸，烦渴思饮；一个腹胀，但四肢均松弛，股肱肉脱，小便黄而短，大便稀，量少，带黏液，不呕吐，肠鸣。当时诊断为一为胃炎，一为肠炎，前者用干姜黄连黄芩人参汤，后用生姜泻心汤去干姜，调整食物，三日而瘥。

编者按：方中半夏辛温，散结除痞，降逆止呕为君药；干姜辛热，温中散寒；黄芩、黄连苦寒泄热，寒热平调，辛开苦降，寒热互结，中虚湿蕴，升降失常，为臣药；党参、大枣为佐，甘温益气，补脾虚；甘草补脾和中，调和诸药。

一五、心下痞痛（慢性胃炎）

长期自觉上腹部痞满和隐痛，嗳气，反酸，肠鸣，轻微呕吐，食后不舒，食少神倦。

处方：香砂六君子汤。

黄连七分，党参四钱，茯苓三钱，白术三钱，陈皮三钱，法半夏二钱，木香一钱，砂仁一钱，炙甘草一钱。

若腹痛稍剧者，酌用连理汤，腹胀去甘草，忌糖，食软食。

现代剂量：黄连2.1g，党参12g，白术9g，陈皮9g，茯苓9g，法半夏6g，木香3g，砂仁3g，炙甘草3g。

编者按：香砂六君子丸是在四君子丸的基础上加味而成，党参、白术、茯苓有健脾利水祛湿，甘草补气健脾，加上半夏、陈皮两理气化痰燥湿，木香、砂仁益气和胃，行气化滞，反佐以少量黄连补而不燥，适用于脾胃气虚，痰阻气滞证。

一六、小腹痛下利（急性肠炎）

脐下疼痛，或绞痛，或胀痛，大便次数增加，里急后重，便量多为水样，色黄或带褐，臭气大，带透明黏液，大便如桃花脓，小便短涩。

处方：黄芩汤加味。

黄芩三钱，白芍三钱，枳壳三钱，桔梗三钱，大枣三枚，甘草一钱。

发热而呕者，以前方加半夏、生姜。发热而呼吸不利者，用葛根芩连甘草汤加桔梗、枳壳。

现代剂量：黄芩9g，白芍9g，枳壳9g，桔梗9g，大枣 3 枚，甘草 3g。

编者按： 此方有保肝护肝、止血安胎、抗菌抗病毒的作用。方中黄芩苦寒，清热止利，为君药；芍药味酸，敛阴和营止痛；炙甘草、大枣，和中缓急，均为臣药，桔梗，宣肺祛痰，利咽排脓，枳壳行气化滞，为佐药。诸药合用，共奏清热止利、和中止痛之功效。

一七、泄泻（慢性肠炎）

一般均有经常性的下利证候，面色苍白，精神不振，身体消瘦，肌肤甲错，不烧不咳，思食喜饥，但又厌食，甚至不能到达一般食量，腹部凹陷，而自觉微痛或小腹胀满，肠鸣矢气，每日大便约 2～6 次，里急后重，有的大便不禁，每次量多少不等，稀稠间夹，很少有臭气，时有脓血，或大量白色黏液，或有未消化完的食物。

处方： 桃花汤。

赤石脂一钱，干姜四钱，粳米一撮。

现代剂量： 赤石脂 3g，干姜 12g，粳米一撮。本病必要时宜控制饮食，如油腻过大和不易消化的食物，在泻止后又要健脾胃，贫血明显的应气血两顾，病愈后观察时间要长。

编者按： 方中干姜、赤石脂温固下焦，更加粳米养益阴津，赤石脂为一收敛止血、止泻药，擅温固下焦，用为本方主药。干姜温中，粳米养正生津，故此治泄泻不止、腹痛且阴液不足者。

一八、胃痛（胃溃疡）

长期上腹疼痛史，上腹痞满不适，嗳气，隐痛，饥饿时或食后两个小时痛，食不易消化或刺激性食物，食过于酸甜亦发，呕吐物为咖啡色，便黑如柏油状。痛剧则面赤肢冷，脉伏不见，压痛。

处方：干姜黄连黄芩人参汤加木香砂仁。

干姜半钱，黄连三钱，黄芩三钱，人参五钱，木香二钱，砂仁三钱。

若有出血症状者，改干姜为炮姜，加阿胶即可止血。欲查隐血，当停服阿胶两天。

现代剂量：干姜 1.5g，黄连 9g，黄芩 9g，人参 15g，木香 6g，砂仁 9g。

编者按：本证属上热下寒，如单用苦寒，必致痞满更甚；单用辛热，必致口燥、呕吐增剧。因此只宜寒热、苦辛并用，调和其上下阴阳。又因素来胃虚，且伏不见，故以干姜、砂仁、木香等甘温之药扶其中气，黄连、黄芩、人参等寒凉之品清其内热，药液不冷不热分作四次服，是含"少少以和之"之意。若有出血者，加用炮姜、阿胶，取其养血止血之功。

一九、脐左筑动胀满（胃下垂）

患者自觉腹部胀满，压痛和腹内牵引感，在食后表现尤为显著，同时也有嗳气、恶心、头痛眩晕、心悸腰痛、四肢乏力，胸部细长、扁平，上腹部狭小，皮肤软皱，站时心界凹陷，下腹部膨胀均比较明显，腹壁柔软，可同时在下腹部触及胃界，二便、舌苔无异常。

处方：补中益气汤加味。

黄芪五钱，党参五钱，白术三钱，当归三钱，陈皮三钱，炙升麻一钱，炙柴胡一钱，桔梗四钱，炙甘草二钱，胃垂补中加桔梗。

现代剂量：黄芪15g，党参15g，白术9g，当归9g，陈皮9g，炙升麻3g，柴胡3g，桔梗12g，炙甘草6g，胃垂补中加桔梗。

编者按：本方由李东垣依《素问·至真要大论》"劳者温之""损者温之"之意而制。方中重用黄芪，甘微温，入脾肺经，益肺气固表，益气升阳，故为君药。辅以人参、炙甘草甘温，补脾益气，助黄芪益气和中。东垣说"参、芪、甘草，泻火之圣药"，盖烦劳则虚而生热，得甘温以补元气，虚热消退。佐以白术补脾，当归养血，陈皮理气。使以柴胡、升麻，升举清阳，配合主药提升下陷之阳气，正如《本草纲目》所说"升麻引阳明清气上行，柴胡引少阳清气上行，此乃禀赋素弱，元气虚弱，及劳役饥饱，生冷内伤，脾胃引经最要药也"。诸药配伍，有补中益气、升阳举陷之功。

二〇、腹部绞痛呕吐（胃痉挛）

突然发作，感觉腹上部有沉重压坠，继即出现剧烈的阵痛，其痛如绞，并牵引背部作痛，痛时长短不一，有的反复发作，兼有头痛或剧烈呕吐，痛时面色苍白，四肢厥冷，出冷汗，痛处喜热喜按，并屈前身而置腹于股，痛时脉沉细而弱，或沉细而迟。

处方：吴茱萸汤。

吴茱萸三钱，人参二钱，大枣三枚，甘草二钱，生姜四钱。

现代剂量：吴茱萸 9g，人参 6g，甘草 6g，大枣 3 枚，生姜 12g。

编者按：吴茱萸汤为温里剂，具有温中补虚、降逆止呕之功效。主治肝胃虚寒，浊阴上逆证。食后泛泛欲吐，或呕吐酸水，或干呕，或吐清涎冷沫，胸满脘痛，颠顶头痛，畏寒肢冷，甚则伴手足逆冷，大便泄泻，烦躁不宁，舌淡苔白滑，脉沉弦或迟。临床常用于治疗胃痉挛属肝胃虚寒者，方中吴茱萸味辛苦而性热，既能温胃暖肝祛寒，又能和胃降逆止呕，为君药。生姜温胃散寒，降逆止呕，为臣药。人参益气健脾，为佐药。大枣、甘草甘平，合人参益脾气，为使药。

二一、单腹胀（肝硬化）

五皮饮加木香砂仁：桑白皮三钱，茯苓皮五钱，陈皮三钱，大腹皮四钱，木香三钱，砂仁三钱，生姜皮四钱。

现代剂量：桑白皮 9g，陈皮 9g，木香 9g，砂仁 9g，茯苓皮 15g，大腹皮 12g，生姜皮 12g，便结用炙甘草汤，便稀用香砂六君子汤。

本方治疗中度肝硬化效果很好，不但腹水全部消失，肝脏由硬变柔和，以致缩小。时间最长两个月，但晚期只有一例治愈，其余只能好转，如腹水消失或肝脾缩小，或完全无效。有腹水者绝对禁盐，宜多吃甜食，本方初期未效或见效后又现失效，在此时内，均不宜把剂量过于加重，但症状减轻后，也不必将剂量改轻，一直吃到症状消失为止。

编者按： 腹胀乃由湿邪所致。湿邪最易阻碍气机，故其证除一身悉肿外，见有心腹胀满，甚则气逆喘急。治宜利水消肿、理气健脾之法。方中以茯苓皮为君，取其甘淡渗利，行水消肿。臣以大腹皮下气行水，消胀除满；陈皮理气和胃，醒脾化湿。佐以桑白皮肃降肺气，以通调水道而利水消肿；生姜皮和脾降肺，行水消肿而除胀满。五药相合，共奏利水消肿、理气健脾之效。

二二、血热发斑（血小板减少性紫癜）

患者躯干或四肢某部发现斑疹，初起如针头大，色红而鲜，重按色不褪减，继则形大且紫色而暗，或大小相兼，成群杂聚，皮疹皮肤色红而肿，长圆凸起，相聚成斑，间有轻微痛痒，往往有贫血现象，更有兼腹痛、呕吐、食欲不振、发热及神疲，舌质绛，苔白，出血时间延长，凝血块收缩不完全。

处方： 大青龙汤加减。

大青三钱，焦山栀三钱，阿胶三钱，白芍三钱，玄参三钱，生地三钱，知母三钱，木通三钱，犀牛角二钱，甘草一钱，黑芥穗一钱。

如无大青可改为蓝靛根，烦渴加石膏四钱，此病有时用荆防败毒散，亦效。

现代剂量： 大青叶 9g，焦栀子 9g，阿胶 9g，白芍 9g，玄参 9g，生地黄 9g，知母 9g，木通 9g，犀角①6g，黑芥穗 3g，甘草 3g，如无大青叶，用板蓝根。烦渴者加石膏 12g。

编者按： 大青叶善解陷伏至阴之邪，配伍栀子凉血解毒为君药，白芍营血和营，阿胶滋血润燥，玄参、生地、知母滋阴润燥，均为臣药，水牛角活血解毒止痛，黑芥穗祛风解表，透疹消疮，木通理气燥湿，均为佐药，甘草解毒和中。诸药协同，具有清热凉血、解毒止血之功。

二三、血热头昏（高血压）

经常头昏胀闷，眩晕，目胀作花，耳鸣，行动上重下轻，欲倒，兼烦躁不安，口渴便秘，如天热，精神受到刺激或兴奋、愤怒，诸症加剧，甚至目系赤，说话謇涩不清，头痛如刺，大便不利，小便短赤，舌绛，苔黄白而腻，血压高。

处方：

竹胡三钱，白芍四钱，杜仲五钱，牡蛎四钱，黄芩三钱，甘草半钱，夏枯草四钱。

---

① 水牛角代，下同。

针灸：

足三里、人迎，每日一次，重刺激，留针 20 分钟。一般无特殊症状，只血压过高者，用本方；肝热上冲者，用龙胆泻肝汤；热入心包或大便秘结者，用三黄泻心汤。

现代剂量： 竹叶柴胡 9g，黄芩 9g，白芍 12g，牡蛎 12g，夏枯草 12g，杜仲 15g，甘草 1.5g。

【附案】 治疗高血压有三个不同的方剂，即为上方，龙胆泻肝汤，三黄泻心汤。如肝热上冲用前两方，热入心包或大便秘结常用三黄泻心汤。一般无特殊症状，只血压过高者用本方比较稳妥，热象症状减轻仍改本方。

编者按： 方中柴胡、黄芩清肝疏肝，清热调肝，为君药，夏枯草性苦寒，协同增强清泄肝火之力；白芍、牡蛎滋养阴血，柔肝润燥，杜仲平补肝肾，共为臣药，甘草调和诸药，全方共奏清肝调肝，滋阴潜阳之功效。

二四、衄血（高血压鼻血）

有高血压症状，突然鼻孔一侧或两侧出血，流量较大，直流不止，过后复流，在血流止时，血压降低，患者自觉前述症状减轻，睡眠较好，但因失血过多，导致贫血。

处方： 千金地黄汤。

生地五钱，生大黄三钱。

现代剂量： 生地黄 15g，生大黄 9g。血止后，应作对症治疗，如贫血甚者，可用炙甘草汤去桂枝加炮姜，血压仍高者，可服血热头昏方。

编者按：本证多由热伏血分所致，治疗以清热解毒凉血为主。心主血，又主神明，热入血分则血不循经，血溢脉外，故衄血。千金地黄汤为清热剂，具有清热解毒、凉血散瘀之功效。主治热入血分证，热扰心神，身热谵语，其中生地黄清热养阴，生大黄清热止血凉血，二药共奏清热滋阴止血之功，临床常用于治疗鼻衄。

二五、中风失语（脑出血）

素有头眩晕病史，发病初自觉头痛如裂，目珠刺痛，有喷射性呕吐等症，症状加重可转入昏迷，有的卒然发作，突然昏倒，不省人事。一般呈深昏迷状态，血压高，头部静脉怒张，颜面部潮红，目闭口张，呼气多带臭味，失音，痰鸣辘辘，有的出大汗，有的四肢或一侧震颤抽搐和瘫痪，便秘。

处方：苏合香丸，三黄泻心汤。

黄连三钱，黄芩三钱，生大黄二钱。

苏合香丸，每日服二粒，第一粒顿服，其余一粒二次分服，重者每日三粒，三个小时一次。神志清醒以后，大便不秘结，则三黄泻心汤暂停，每日只服苏合香丸一粒，三次分服。

现代剂量：黄连9g，黄芩9g，生大黄6g。

编者按：本方为治疗实热火毒之基本方剂。火热为患，充斥三焦，故多见大热烦扰，血为热迫，热伤络脉，血溢肌肤。故以生大黄泻热逐瘀，推陈出新，黄连、黄芩清实热，泻心火，祛湿热。诸药合用，苦寒直折，泻火解毒。

二六、风水（急性肾炎）

患者最初目窠上和足踝微肿，继即头部四肢均肿，水肿呈对称性发展，重按陷而不起，甚则延及全身。初起时可出现寒热恶风，身体酸痛等症，或伴咳嗽，或伴呼吸迫促，有微汗，小便绝少，或闭而不通，也可出现神志不清或昏迷等症。辅助检查：小便比重增大，尿蛋白（+++），有红细胞、颗粒管型。

处方：越婢加术汤。

麻黄半钱，石膏四钱，白术三钱，大枣四枚，生姜三钱，甘草一钱，5 到 7 天痊愈出院。

现代剂量：麻黄 1.5g，石膏 12g，白术 9g，生姜 9g，大枣 4 枚，甘草 3g。此为小儿剂量，病重加 1/3 至 1 倍（麻黄宜斟），呕者加半夏，咳喘甚者加苦杏仁。

此方是一般剂量，小儿病重者，剂量往往以此方加 1/3 到 1 倍（麻黄宜酌），剂量依病情减轻酌减，但有疖疮和湿疹者，往往延长至十日始愈。如呕吐者可加半夏，咳喘甚者，可酌情加杏仁，血尿和血压高者，照原方不增损药味，服药后体温微增高，烦者、汗出者，即是将减的预兆。卧床休息，戒盐。

编者按：本方出自《金匮要略》，本方治证，乃脾气素虚，湿从内生，复感外风，风水相搏，发为水肿之病。白术乃脾家正药，健脾化湿是其专长，与麻黄相伍，能外散内利，祛一身皮里之水。全方以越婢汤发散其表，白术治其里，使风邪从皮毛而散，水湿从小便而利。二者配合，表里双解，表和里通，诸症得除。

二七、石水（慢性肾炎）

患者经常出现轻重不等的水肿，多反复发作，时消时现，或此消彼现，绵延不断，且贫血现象比较明显。患者可出现头昏头重，面色苍白，精神疲倦，呼吸细弱，心悸不安等症，伴饮食减少，睡眠不好，甚至出现烦躁不安等症状，或因腹水而腹壁膨胀，鼓气肠鸣，小便绝少，大便或稀或结不等。辅检：尿常规多提示尿蛋白阳性。

处方：

云苓七钱半，法半夏三钱，厚朴三钱，猪苓五钱，白芍三钱，枳壳三钱，茯苓四钱，甘草一钱，陈皮三钱，泽泻四钱。

现代剂量： 茯苓22.5g，法半夏9g，厚朴9g，白芍9g，枳壳9g，陈皮9g，猪苓15g，泽泻12g，甘草3g。用水2000ml，以不文不武之水煎熬，浓缩至200ml，在食前食后两个小时内顿服。

在2～3周时病情往往不稳定，患者常常小便量反复不定，同时水肿或起或伏，病人思想波动不宁，在患者入院时医者应先将本病易反复波动的规律向患者交代清楚，以安慰病人，稳定情绪。注意事项：戒盐。待水肿消失，病情稳定时，可低盐饮食。

【附案】　先某，男，19 岁，1959 年 7 月 21 日入院，服前方一剂后，饮食稍好，小便虽解四次，但小便总量仍极少，面部比昨日更肿胀，血压 130/90mmHg，呼吸转迫促，唇发绀，脉沉细欲绝，改用附片 4.5g，桂枝 4.5g，干姜 12g，细辛 12g，麻黄 12g，大枣 2 枚，甘草 15g，服两剂后解小便四次，每次约 250ml，体重约减轻 4.5kg。血压 118/86mmHg，胸部以上水肿有明显减轻，脉细而有力，改服济生肾气丸 6 剂后，头及下肢水肿全部消失，唯有腹水明显，又改服原方，每日 1 剂，至 8 月 18 日，全身水肿消失，血压 90/65mmHg。

编者按：本方由五苓散加减而成，饮证之发，主要在于中阳素虚，三焦气化失宣，肺脾肾通调转输蒸化无权，阳虚阴盛，水饮内停。治当以温药和之。方以茯苓、泽泻、猪苓化气行水，蠲饮利湿，甘草补气健脾而制水，枳壳、厚朴利气消痰，法半夏、陈皮燥湿化痰，芍药配甘草化阴气，以合阴阳互济之义。

二八、蛲虫

肛门奇痒，难受苦瘙，严重影响睡眠，小儿夜惊夜啼。
处方：
榧子半钱，槟榔三钱，枳壳三钱，黄柏三钱，陈皮三钱，厚朴二钱。
歌诀：
蛲虫榧四榔片三，枳柏陈朴三二钱。

现代剂量： 榧子 1.5g，槟榔 9g，枳壳 9g，黄柏 9g，陈皮 9g，厚朴 6g。

编者按： 榧子、槟榔为治蛲虫要药，配以黄柏苦寒燥湿，清热止痒，枳壳、陈皮、厚朴取行气止痛之义。

二九、懒黄病（钩虫病）

粪泡病史，贫血，发音低弱，睡眠不好，腹上部胀满，食量很大，易饥，更喜油荤和异物，时有水肿。

处方：

竹胡（竹叶柴胡）三钱，黄芪三钱，当归三钱，木香半钱，陈皮三钱，槟榔三钱，附片二钱，青丸七分，白术三钱，白丸七分，甘草一钱。

现代剂量： 竹叶柴胡 9g，黄芪 9g，当归 9g，陈皮 9g，槟榔 9g，白术 9g，木香 1.5g，甘草 3g，附片 6g，青丸、白丸 2.1g。

先煎附片，1 个小时，再入他药，连煎三次，煎成后去渣，再入青丸，白丸微熬（青丸、白丸为何物，存疑），三次分服，再隔 4～5 个小时服一次，唯有大便结燥者忌用青丸。本方用于治疗晚期钩虫病，如出现水肿、贫血症状服他药不效者，此方尤宜。

编者按： 柴胡和解表里，疏肝升阳，为君药；黄芪、白术补益脾气；当归补血；陈皮、木香行气解郁为臣药；槟榔杀虫；附片温阳，为佐药，甘草调和诸药，诸药合用，共济杀虫而不伤正之义，兼顾脾胃，补血养血。

三〇、消渴（糖尿病）

奇渴，饮水不能已。小便清浊不等，异常频数。病久颜面惨白，精神不振，睡眠不好，食减，以致身体极度消瘦而发生脓肿，甚至昏迷，大便微结等症，苔红润，脉沉而有力。

处方：

枕头花一两，生地一两。

现代剂量： 枕头花30g，生地黄30g。注：枕头花即姊妹草（存疑），只用茎尖的花，结成实即不入药。

编者按： 消渴病机多为阴虚内热，枕头花苦平，微涩，生地黄清热养阴，二药合用，共奏清热养阴之功。

三一、周痹（游走性风湿性关节炎）

全身关节经常游走性酸痛，痛处关节皮肤或冷或热，但很少有红肿表现。

处方： 桂枝芍药知母汤。

桂枝三钱，白术三钱，知母三钱，防风三钱，白芍三钱，附片一钱半，麻黄一钱半，甘草半钱，生姜三钱。

现代剂量： 桂枝9g，白术9g，知母9g，防风9g，白芍9g，生姜9g，白附片4.5g，麻黄4.5g，甘草1.5g。

服后症减，肌肉痛者，用黄芪五物汤，关节微痛者，三妙散加桂枝。此方治疗游走性风湿性关节炎急性发作疗效甚好，约1～2剂后患者痛大减。

编者按：此方出自《金匮要略·中风历节病脉证并治》，桂枝芍药知母汤，温阳行痹，驱除风寒湿三邪。方中桂枝、麻黄发散风寒之邪；白术去湿；附子散寒；防风散风；生姜、甘草和中止吐；芍药、知母滋阴清热，以御燥药伤阴之偏。

三二、风痹（风湿性肌炎）

患者上下肢某部肌肉或散在几处肌肉固定作痛，痛处微红肿，运动则痛加。

处方：三妙散加味。

苍术三钱，黄柏三钱，木瓜三钱，桂枝三钱。

现代剂量：苍术 9g，黄柏 9g，木瓜 9g，桂枝 9g。如小便白而关节痛甚且恶寒者，用麻杏苡甘汤。痛与恶寒俱甚，发汗而无汗者，用葛根汤加白术。

编者按：方中苍术祛风除湿为君药；黄柏清解下焦湿热；木瓜味酸入肝，善于舒筋活络，且能祛湿除痹，尤为湿痹筋脉拘挛之要药，亦常用于腰膝关节酸重疼痛为臣药；桂枝为佐使药，主发汗解肌、温经通脉，诸药合用，共奏祛风除湿之功效。此方亦名四妙散，如小便白，而关节痛甚，且恶寒者，可用麻杏苡甘汤。痛与恶寒俱甚，发汗而无汗者，可用葛根汤加白术。

三三、着痹（慢性风湿性关节炎）

患者经常感觉某些关节固定性酸痛，如痛在手腕则常常乏力，兼有酸软濡痛感，如痛在左肩则肱不能上举和后挽，均可牵引作痛。在腰骶髋则坐下和起立时作痛。一般都无发热，平时痛不剧烈，只有酸软濡痛感，痛处皮肤较冷，如遇风寒之状；若痛处皮肤较热，且有微汗，痛更剧烈。气候改变前，有预发痛感，气候剧变则痛剧。

处方：独活寄生汤加减。

羌活（独活，存疑）二钱，防风三钱，秦艽三钱，黄柏三钱，防己三钱，桑寄生三钱，桂枝二钱，苍术三钱，威灵仙三钱，生姜三钱。

现代剂量：羌活 6g，桂枝 6g，防风 9g，黄柏 9g，防己 9g，桑寄生 9g，生姜 9g，威灵仙 9g，苍术 9g。

编者按：方中羌活（独活，存疑）、苍术，祛风散寒、除湿止痛，可去除风寒湿邪，通利关节；威灵仙可祛风除湿、通络止痛，主治风湿痹痛、屈伸不利；防风祛风胜湿、活络舒筋；桂枝合生姜温经去寒、通行血脉；桑寄生补肝肾、祛风湿、壮筋骨。诸药合用，可使风寒湿邪俱除，肝肾强健，气血充盛，而诸症除。

三四、怔忡（神经衰弱）

患者经常头部作闷或作痛，耳鸣和心悸，不得眠。盗汗，梦多，尤为喜作噩梦，惊醒后不能睡，烦扰不堪，若遇事多猜疑难决，忧心忡忡，上述症状更加剧，精神疲倦，饮食无改变，大小便正常，脉细弱而数。

处方：酸枣仁汤加味。

（酸）枣仁四钱，生地三钱，茯神二钱，知母三钱，川芎一钱，龙骨三钱，益智二钱，石决明三钱，甘草一钱。

现代剂量： 酸枣仁 12g，茯神 6g，生地黄 9g，知母 9g，龙骨 9g，石决明 9g，益智仁 6g，川芎 3g，甘草 3g。阴虚者，可用桂枝加龙骨牡蛎汤。神经衰弱症，往往治疗时间过长，如结合体力劳动，收效特别显著。

编者按： 酸枣仁汤来源于汉代医圣张仲景的《金匮要略·血痹虚劳病脉证并治》，方中酸枣仁味酸，主入心肝经，养血补肝，宁心安神，为主药。《素问·脏气法时论》："肝欲散，急食辛以散之。"茯神宁心安神，辅酸枣仁以定心神，知母苦寒质润，清火除烦，共为臣药。佐以川芎性味辛温，疏泄肝经气血，配合功效酸收的酸枣仁，散收相济，共达补血养肝，宁神安魂之效。茯神宁心安神，辅酸枣仁以定心神。生地黄滋阴，知母清火除烦，可缓解川芎之辛燥。生龙骨，甘，微寒，入心、肝经，功用镇静安神。石决明，咸寒，归肝经，功用滋阴潜阳，益智仁收敛阴血津液，共为辅佐药。《素问》："肝苦急，急食甘以缓之。"使以甘草和中缓急。诸药并用，共裹补血养肝，宁神安魂之功。

三五、头痛（神经衰弱头痛）

头痛复杂，两头角或一侧或两侧同时或两侧交替作痛，痛无规律，时止时痛，痛的轻重更不一致，或如针刺，或如胀裂，或压榨，或如闷胀痛。有的由轻而重，有的突然即痛，一旦发作疼痛强度不等。但患者一般兼有头昏失眠、耳鸣等症，神欠佳，表情痛苦。

处方：苏叶石膏汤。

香附三钱，苏叶二钱，石膏四钱，甘草半钱，荷叶半片。

现代剂量：香附 9g，紫苏叶 6g，石膏 12g，甘草1.5g，荷叶半张。

编者按：《雷公炮制药性解》言"苏叶味甘、辛，性温，无毒，入肺、脾二经。叶能发汗散表，温胃和中，除头痛"，为君药。石膏，辛甘大寒，可助苏叶发散头窍所中邪气；香附味苦，气平，入足太阴脾、足厥阴肝经，可开郁止痛，共为臣药。荷叶轻清，入头窍，利于宣发头窍经气，甘草和中缓急，共奏祛邪止痛、通利脑窍之功。

三六、遗精梦交（性神经衰弱）

症见头昏无力，神疲，目花耳鸣，盗汗心悸，虚烦，性情多疑，沉默懒言，遇事则苦思难解。若睡眠少，嗳多，梦交，次日遗精症剧（每晚遗精最多三次），有的清醒时进行心理劝解，症状可自行减轻。

处方：桂枝加龙骨牡蛎汤加枣仁、柏子仁。

桂枝 6g，白芍 9g，龙骨 9g，酸枣仁 9g，柏子仁 9g，生姜 9g，牡蛎 12g，大枣 3 枚，甘草 3g。

编者按：桂枝加龙骨牡蛎汤出自《金匮要略·血痹虚劳病脉证并治》："夫失精家，少腹弦急，阴头寒，目弦，发落，脉极虚芤迟，为清谷、亡血、失精。脉得诸芤动微紧，男子失精，女子梦交，桂枝加龙骨牡蛎汤主之。"此方由桂枝汤原方加龙骨、牡蛎、酸枣仁、柏子仁而得。方中桂枝汤解肌发表，调和营卫阴阳；酸枣仁、柏子仁养血安神；龙骨、牡蛎入心、肝经，收敛固涩。诸药合用，共奏调和阴阳、收敛固涩之效。

三七、口眼㖞斜（面神经麻痹）

患侧面部表情肌瘫痪，口眼歪斜，额纹消失，不能皱额蹙眉，眼裂不能闭合或者闭合不全。

处方：小续命汤加减。

麻黄 9g，苦杏仁 9g，防风 9g，川芎 9g，桂枝 9g，黄芩 9g，白芍 9g，防己 9g，当归 9g，附子 9g，党参 12g，甘草 3g，如大便秘，去附子加石膏 12～18g。

针刺：合谷穴、列缺、瞳子髎、阳白、攒竹、鱼腰、印堂、四白、迎香、地仓等交替使用。

编者按：《诸病源候论·偏风口㖞候》说："偏风口㖞是体虚受风，风入于夹口之筋也。足阳明之筋，上夹于口，其筋偏虚而风因乘之，使其经筋急而不调，故令口㖞僻也。"临床中常见有感受风寒外邪与风热外邪的不同，亦有久治不愈转为痰浊瘀血阻滞脉络者。偏于风寒致病者，方中麻黄、防风、防己、杏仁、甘草等祛风解表以逐其邪，因风邪常夹寒邪侵犯人体，故用药多取辛温发散之品。"邪之所凑，其气必虚"，故以党参、附子、桂枝益气助阳，川芎、白芍调血气，使正气复而邪气去。风邪外壅，里气不宣，每易郁而生热，故取黄芩之苦寒以清热，作为反佐。甘草调和诸药。

三八、面颊刺痛（三叉神经痛）

多因牙痛而及颊车、耳前及太阳穴等处作极剧烈的疼痛，其痛如裂，咀嚼往往用手护住痛处，有寒热往来、口苦等症。

处方：小柴胡汤加石膏。

竹叶柴胡 9g，黄芩 9g，石膏 3g，人参 3g，半夏 6g，生姜 6g，甘草 4.5g。口渴去半夏，加生地黄 6g、黄柏 6g。如口渴去半夏，加生地黄、黄柏各 9g。

针刺：合谷、翳风、颊车、下关、太阳、耳门。

编者按：方中柴胡配伍黄芩清肝疏肝为君药，石膏清泻实火为臣药，半夏燥湿和中，生姜、人参、甘草扶助正气，为佐药调和诸药。诸药合用，其奏清肝疏肝、行气止痛之功。

三九、胁肋刺痛（肋间神经痛）

胁肋刺痛，固定不移，痛的程度有增有减。其痛很敏感，呼吸、咳嗽、喷嚏、转侧均增剧，有压痛点。

处方：小柴胡汤加减。

竹叶柴胡 9g，黄芩 9g，半夏 9g，炒香附 9g，姜黄 9g，瓜蒌皮 12g，牡蛎 12g，白芍 12g，甘草 3g。

编者按： 柴胡入肝、胆经，升发阳气，疏肝解郁，舒畅肝气，透邪外达，为君药。配伍黄芩清肝疏肝，白芍柔肝敛阴养血。柴芍合用，一气一血，补养肝血，疏达肝气，使柴胡升散而无耗阴血之弊，为臣药。香附理气解郁，姜黄破气行血，与白芍相配合理气和血；瓜蒌皮、半夏降气化痰，牡蛎软坚散结，均为佐药。使以甘草缓急，调和诸药，益脾和中，共奏调畅气机之效。

四〇、坐骨神经痛

痛自髋骨下起，循股后，经腘入外踝，甚者再经过足背而达足趾，均为持久性疼痛，或胀痛，往往在原痛的基础上发生剧烈阵痛，其痛如裂，不可久站、久坐，咳痰、喷嚏往往牵引作痛。

处方： 附子芍药甘草汤。

白芍30g，附子9g，甘草15g。如剧烈者，原方加1/2到2倍，附子可酌情加3倍以上。

针灸： 环跳、委中、足三里、承山、绝骨。

编者按： 附子芍药甘草汤出自张仲景《伤寒论》第29条："伤寒，脉浮自汗出，小便数，心烦，微恶寒，脚挛急，反与桂枝欲攻其表，此误也，得之便厥，咽中干，烦躁吐逆者，作甘草干姜汤与之，以复其阳。若厥愈足温者，更作芍药甘草汤与之，其脚即伸。"方中芍药酸苦微寒，益阴养血；甘草甘温，补中缓急。二药合用，酸甘化阴，阴液恢复，筋脉得养。附子辛热，温经复阳，散寒止痛。三药和用有阴阳双补之功，缓痉止痛之效。

四一、癔症

神志变化极大，喜怒不常，多疑易惊，有时畅谈不倦，有时疲惫万分，终日不醒，或终日绝食，或多食不饱，呼吸迫促，食不能下咽，鼻不闻香臭，呕吐，大汗，四肢拘急痉挛，或瘫痪麻痹，或突然昏厥，角弓反张，所发症状不合疾病规律，全身检查无病证表现，常规化验无改变。

处方：甘麦大枣汤。

小麦（捣）60g，大枣 10 枚，甘草 6g。

编者按：本方重用小麦为君，和肝阴之客热，取其甘凉入心，益心气，养心阴，安心神，除心烦。《素问·脏气法时论》"肝苦急，急食甘以缓之"，以及《灵枢·五味》"心病者，宜食麦"。甘草甘平，补养心气，和中缓急，为臣药。大枣甘温质润，益其和中，润燥缓急，为佐使药。三药合用，甘润平补，养心调肝，共奏养心安神、和中缓急之功。盖病本于血，心为血主，肝之子也，心火泻而土气和，则胃气下达。肺脏润，肝气调，燥止而病自除也。补脾气者，火为土之母，心得所养，则火能生土也。本方为治疗脏躁之常用方。

第二章

外 科

一、烫火伤

外搽药：寒水石 30g，黄连 30g，黄芩 30g，栀子 30g，黄柏 30g，大黄 30g，赤石脂 3g，冰片少许，为极细末，和蜂蜜 360g，调匀，摊布上贴患处。

内服药：黄连 6g，黄芩 9g，黄柏 9g，连翘 9g，紫花地丁 9g，金银花 12g，夏枯草 12g，甘草 3g。

【附案】 陈某，男，21 岁。于 1959 年 8 月 9 日入院。受伤之初，轻者皮肤红肿起泡，重者皮肉焦烂，均以清热解毒为主，方用银翘败毒汤（金银花，连翘，黄连，黄芩，黄柏，甘草等），如现口渴心烦，便结尿赤，唇焦，舌质红赤，苔薄白或黄，为火毒攻里之初期，宜重用黄连解毒汤（黄连，黄芩，黄柏，栀子）。发寒战或发热，烦躁，宜用银夏解毒汤（连翘，金银花、黄连、黄芩、黄柏、白芍、当归、甘草，蒲公英、夏枯草）。热入营分，烦躁不寐，口干少津，或黄苔或黑苔，脉弦数为热毒灼阴，轻则宜清营汤，透邪外出（犀角、连翘、玄参、麦冬、莲心、竹叶心），重则清荣汤（犀角、连翘、金银花、生地黄、麦冬、丹参、黄连、竹叶心）。热入血分，畏寒战栗，神志不清，谵语躁动，尿赤，大便黑色而溏，宜犀角地黄汤，重用白芍加阿胶，同时更口渴思饮，则加重生地黄，另加玄参、麦冬、阿胶。如热入心包，神昏谵语可用局方至宝丹。昏迷甚者，可改用安宫牛黄丸。如又昏迷，大便秘结不解，可用紫宝丹。如现气息急促，脉象细数，乃正不敌邪，可用独参汤。如昏迷抽搐存在，再用独参汤吞服至宝丹或安宫牛黄丸。由于症状变化太快，以上方剂，当结合症状灵活运用。

编者按： 烫火伤为局部火毒，火热之邪由表入里，非清凉之品不能清其热，拔其毒，方中以辛寒之寒水石配合黄连解毒汤，清热解毒，消肿散痛。且《神农本草经》《本草求真》等专著中皆提及寒水石为治疗水火烫伤之佳品。更加大黄，凉血解毒，逐瘀通经，增强本方清热之力，同时疏通经脉，避免瘀阻火毒恶血壅塞经脉，以生变病。少佐赤石脂、冰片生肌敛疮，使创面能更快愈合。上药为粉，以同样能够敛疮生肌，治水火烫伤的蜂蜜为调和剂，可增强疗效，同时使方药更好贴合患处，有益于药效吸收。

二、破伤风

伤后突然寒战高热，而作苦笑，颈项强直，甚则角弓反张、神志不清、口噤不语或牙关紧闭、四肢抽搐，全身过敏，如触皮肤则抽，触及唇则呼吸异常迫促而呕吐。

处方： 玉真散。

白附子十二两，白芷一两，南星（姜汁炒）一两，天麻一两，羌活一两，防风一两，研细末，每服一至三钱。沸水送下，汤剂中加僵蚕三钱，蝉衣三钱，全蝎三钱，蜈蚣一条，初受伤用蝉衣五钱（成人量），为末，黄酒吞服，确能预防。

现代剂量： 白附子 360g，白芷 30g，天南星（姜汁炒）30g，天麻 30g，羌活 30g，防风 30g，研细末，每次服用 3～9g，沸水送下。汤剂中加僵蚕 9g，蝉衣（蝉蜕）9g，全蝎 9g，蜈蚣 1 条。初受伤用蝉衣（蝉蜕）15g（或大量）为末，黄酒吞服。

编者按： 白附子、天南星功善祛风化痰，定搐解痉，共为君药。羌活、防风、白芷辛温而散，疏散经络之风，导风毒之邪外出，共为臣药。天麻化痰息风，长于解痉，有通经络、行气血之功，为佐使。本方为治破伤风之代表方。姜黄温散通滞，既入血分，又入气分，长于止痛。蝉蜕有息风止痉之功。全蝎、蜈蚣两者常相须为用，善于息风止痉、搜风通络。

三、流毒邪注（败血症）

恶寒战栗，持续高热，口渴喜冷饮，扣手掷足，关节疼痛难忍，腹水。四肢水肿，并呈现某部或数处发生脓包，此切彼起，脓排温降，甚则神昏或昏迷。

处方： 犀角地黄汤加味。

犀角三钱，生地三钱，粉丹（牡丹皮）三钱，赤芍三钱，玄参三钱，百合三钱，（金）银花三钱，土（茯）苓四钱，花粉三钱，黄连三钱，黄柏三钱，石膏六钱，甘草一钱，夏枯草四钱。

现代剂量：犀角 9g，生地黄 9g，牡丹皮 9g，赤芍 9g，玄参 9g，百合 9g，金银花 9g，天花粉 9g，黄连 9g，黄柏 9g，土茯苓 12g，夏枯草 12g，石膏 18g，甘草 3g。

如受伤不久，恶寒发热，此时毒邪初入阴分，可用前方去犀角、牡丹皮、石膏，加连翘、金银花、紫花地丁。如毒邪已入阴分，除按原方照服外，并加至宝丹。持续高热加安宫牛黄丸，必要时用独参汤吞服。唯烦躁过甚、暴泻及脉浮弦大而硬者，预后不良。

编者按：重用石膏配甘草，取法白虎汤，意在清气分之热而保津。黄连清泻心火，盖因心为君火之脏，泻火必先清心，心火宁，则诸经之火自降，同时又入中焦，兼泻中焦之火；犀角、生地黄、赤芍、牡丹皮相配，即犀角地黄汤，犀角苦咸性寒，直入血分，凉血清心而解热毒；甘寒之生地黄，凉血滋阴，既助犀角清热凉血，又能滋阴生津以复已失之阴血；赤芍、牡丹皮既助犀角、生地黄清热凉血，又可活血散瘀以化斑消瘀，兼可防凉血留瘀，是为清热解毒、凉血散瘀而设；玄参以助清热凉血；百合同生地黄、玄参等合用可以清心肺之热；金银花、天花粉、土茯苓、夏枯草四药合用可以增强清热解毒之功；配以甘草加强清热解毒之功效的同时可以调和诸药。法取白虎汤、犀角地黄汤、黄连解毒汤三方之义，气血两清，泻火解毒，以辛寒大清气分为主。

四、脱骨疽（血栓闭塞性脉管炎）

初期两下肢酸软无力，麻木，栓塞远端血管跳动减弱或消失，肌肉萎缩，皮肤变色或坏死，持续性疼痛，影响睡眠，神疲，纳差。

处方： 玄参三两，当归三两，银花二两，土茯苓三两。

现代剂量： 玄参90g，当归90g，土茯苓90g，金银花60g。

针刺： 命门、肾俞、足三里，配患部穴位，如悬钟、足临泣、内庭、三阴交、二陵泉（阴陵泉、阳陵泉）。

编者按： 金银花善清热解毒而治痈疽，故重用为君药。玄参长于清热凉血，泻火解毒，并能散结软坚，与君药合用，既清气分之邪热，又解血分之热毒，则清热解毒之力尤著；当归养血活血，既可行气血、化瘀通脉而止痛，又合玄参养血滋阴而生新，共为臣药。土茯苓可清热利湿，活络除痹，通利关节。本方为治热毒脱疽之代表方。

五、跌仆昏厥（脑震荡）

患者高处跌仆后，神志不清，不能言语，如痴呆状。重者深度昏迷，毫无知觉，颈项强直、牙关紧闭、食物难下，二便自动排出，均不发热。

处方： 苏合香丸。

用法用量： 轻（则）每日一粒，一次服，重则每日三粒，三至四小时服一粒。

编者按：本方原载《外台秘要》引《广济方》，名吃力伽丸，《苏沈良方》更名为苏合香丸。原方以白术命名，提示开窍行气之方，勿忘补气扶正之意。本方主治病证较广，多因寒邪或秽浊，气郁闭阻，蒙蔽清窍，扰乱神明所致，属于寒闭之证。闻者宜开，故治以芳香开窍为主，对于寒邪及气郁、秽浊所致者，须配伍温里散寒、行气活血及辟秽化浊之品，以为辅助。苏合香、麝香、龙脑香（冰片）、安息香芳香开窍，启闭醒神，辟秽化浊，共为君药。臣以香附、丁香、木香、白檀香、沉香、薰陆香（乳香）辛散温通，行气解郁，散寒止痛，活血化瘀，使气机宣通，气畅血行，浊降而闭开。佐以辛热之荜茇，温中散寒，与上述十种辛香之品配合，增强散寒、止痛、开郁的作用；白术补气健脾，燥湿化浊，诃子肉收涩敛气，两味与诸香药配伍，可以补气收敛，防止辛香太过，耗散正气；并配水牛角以清心解毒，朱砂重镇安神，以上俱为佐药。本方配伍特点是以芳香开窍药为主，重点配伍行气解郁，辟秽化浊，温中止痛之品，并少佐补气及收涩药。如此组方，既可加强芳香开窍与行气止痛之效，又可防止香散耗气伤正之弊，配伍极为精当。本方为温开法之代表方，又是治疗寒闭证及心腹疼痛属寒凝气滞之常用方。

六、痄腮（腮腺炎）

腮肌发生红肿，发灼硬痛，甚则肿及项下，口不能张，吞咽困难，喜唾白沫。

处方：金银花 12g，板蓝根 12g，薄荷 4.5g，甘草 4.5g，连翘 9g，牡丹皮 9g，赤芍 9g，栀子 9g，淡竹叶 9g，木通 9g。

便秘酌加通便药，亦可用青黛调开水敷患处。饮食可用流质，溃脓性者加石膏，重者加犀角。

编者按：金银花、连翘气味芳香，既能疏散风热，清热解毒，又可辟秽化浊，兼顾温热病邪易蕴而成毒及多夹秽浊之气的特点，为治疮要药，为君药。板蓝根善清热解毒，有凉血消肿之功，主治多种瘟疫热毒之证；薄荷、淡竹叶可以清上焦风热，均为臣药。栀子苦寒配合金银花、连翘更能清热泻火，凉血解毒；牡丹皮、赤芍两者合用既能清热凉血、又能泻火解毒；木通与甘草、淡竹叶合用上清心经之火，下泄小肠之热，为佐药。甘草解毒并调和诸药。石膏甘辛大寒，煅用可敛疮生肌，对于疖腮溃疡者，可加 30～45g；若热象愈重，直入营血，则加犀角清热凉血，安神定惊。名中医李可老师认为石膏、牡丹皮、紫草三药合用可代犀角，退高热有奇效。

外用：青黛咸寒，凉血解毒、利咽散结，外敷治疗疖腮常有奇效。《开宝本草》《普济方》中均有记载，酌情可加用寒水石同敷。然青黛不溶于水，若用食醋，可能效果更好。

七、乳痈（急性乳腺炎）

乳部红肿作硬块，乳汁不通，全乳胀痛。

处方：竹胡三钱，瓜壳四钱，条参（黄芩）三钱，白芍三钱，栀子三钱，牡蛎三钱，丝瓜络四钱，木通三钱，甘草一钱，夏枯草四钱。

现代剂量：竹叶柴胡 9g，黄芩 9g，白芍 9g，栀子 9g，牡蛎 9g，木通 9g，瓜蒌皮 12g，丝瓜络 12g，夏枯草 12g，甘草 3g。

外搽药：雄黄、生天南星等分，磨，酒搽患处。

编者按：方中柴胡能够透邪出表，升清解郁，黄芩能够解里治热，降浊泻火，两味相须而用，使肝胆的气机条畅，内蕴的郁热得消，为君药。栀子、瓜蒌皮清热解毒，夏枯草、牡蛎散结消肿，木通、丝瓜络通乳活络，共为臣药。佐以酸甘微寒之白芍，柔肝生血，使清热药攻邪而不伤正，活血药通利而不乏源。最后甘草同行清热解毒之用，同时调和诸药，使方中诸药药性调和，各司其职，以达到治疗乳痈的效果。

外搽药中雄黄、生天南星为飞龙夺命丹主药，痈疡之剂，以毒攻毒。《本草纲目》记载：雄黄，乃治疮杀毒要药也；生天南星本是辛温燥烈大毒之品，消肿散结功效亦为历代医家青睐。两药同用，又用通经活络之黄酒调和，使药物有效成分能更好溶出，直达病所。

八、肠痈（急性阑尾炎）

转移性右下腹痛，伴发热、恶心及呕吐，右下腹有固定压痛点。

处方：四逆散加味。

竹胡（竹叶柴胡）三钱，白芍一两，黄柏四钱，粉丹（牡丹皮）五钱，枳壳四钱，甘草一钱半。

现代剂量： 竹叶柴胡 9g，白芍 30g，黄柏 12g，枳壳 12g，牡丹皮 15g，甘草 4.5g。

编者按： 柴胡疏散退热、疏肝解郁；白芍柔肝止痛，平抑肝阳；白芍缓急止痛，与柴胡相配升降滞气；枳壳疏通肠胃积滞，再辅以黄柏清热燥湿解毒，牡丹皮凉血消瘀，甘草养中以助升降。六药配伍，气血同调，共奏化瘀行滞、清热解毒之效，使邪去郁结散。

九、肠痈（慢性阑尾炎）

寒热复作，腹胀，腹壁转硬，脐右侧疼痛加剧，痛处可轻按，按及（包）块有轻微波动。

处方： 四逆散加味。

竹胡（竹叶柴胡）三钱，白芍六钱，枳壳三钱，紫花地丁一两，乳香三钱，没药三钱，黄柏三钱，粉丹（牡丹皮）四钱，甘草二钱。

现代剂量： 竹叶柴胡 9g，枳壳 9g，乳香 9g，黄柏 9g，没药 9g，白芍 18g，紫花地丁 30g，牡丹皮 12g，甘草 6g。

如下脓血，可去乳香、没药，加当归、党参，在溃脓后，收敛较缓。若要根治，最好手术。

编者按： 在现代应用中，以痉挛性腹痛为主要表现的疾病，如胆囊炎、胆石症、胆道蛔虫症、阑尾炎、粘连性肠梗阻、胰腺炎、泌尿系结石、痛经等伴有手足冷、脉弦者，均可以使用四逆散。方中柴胡，归肝胆肺经，具有疏肝解郁之效，临床多用于感冒发热，寒热往来，为君药；枳壳疏肝行气，牡丹皮清热凉血；黄柏清热燥湿，泻火解毒，为臣药，重用紫花地丁，清热解毒，凉血消肿，临床多用于肠痈、乳痈等；白芍、甘草两味药，酸甘化阴，养血柔筋，缓急解痉；乳没二药合用，活血定痛，消肿生肌，为臣药，临床上跌打损伤、痈肿疮疡多用之，疗效均可；如下脓血，可去乳香、没药，加当归、党参，当归补血活血、止痛，党参补脾益肺，养血生津。诸药合用，达清热解毒、消痈排脓、祛瘀止痛之功效。该疾病若要治愈，最好选择手术根治。

一〇、阳黄（包括急慢性胆囊炎）

全身黄，右季肋下间歇隐痛，或剧烈阵痛，痛极如刺，痛处不移，压痛，或间有呕吐、寒热往来。

处方：竹胡（竹叶柴胡）三钱，白芍三钱，木香三钱，黄芩三钱，栀子三钱，砂仁三钱，枳壳三钱，甘草一钱。

现代剂量：竹叶柴胡9g，白芍9g，木香9g，黄芩9g，栀子9g，砂仁9g，枳壳9g，甘草3g。病甚者加制香附、佛手片各9g。大便溏或慢性者去栀子加木通。

编者按：本证多由外邪传经入里，气机为之郁遏，不得疏泄，阳气内郁所致。肝气郁结，疏泄失常，木来乘土，故见腹部疼痛。治疗以透邪解郁，疏肝理脾为主。从方药组成看，四逆散由芍药甘草汤、枳实芍药散和简化的小柴胡汤构成。白芍、甘草两味药，酸甘化阴，养血柔筋，缓急解痉；枳壳配白芍，行气散结，和血止痛；柴胡配黄芩，一散一清，恰入少阳，以解少阳之邪；木香辛香能行，味苦能泄，走三焦和胆经，能疏理肝胆和三焦之气；栀子味苦能燥湿，寒能清热，善于清利下焦肝胆湿热；砂仁具有温脾止呕的功效，与木香、枳壳同用，共奏理气止呕之效。

一一、胆石症

右季肋发生阵发性剧烈疼痛，一日数次不等，痛处拒按而硬，引右肩胛和胸背以及四肢作痛，其痛突然发作如绞如割，偶然停止，痛极汗出，肢冷，嚎叫求死，口苦咽干。

处方：四逆散加味。

竹胡（竹叶柴胡）三钱，白芍四钱，木香三钱，砂仁三钱，香附四钱，佛手片四钱，枳壳三钱，甘草一钱。

现代剂量：竹叶柴胡 9g，木香 9g，砂仁 9g，枳壳 9g，白芍 12g，香附 12g，佛手 12g，甘草 3g。

编者按：柴胡入肝胆经，升发阳气，疏肝解郁，透邪外出，为君药。白芍敛阴养血柔肝为臣，与柴胡合用，以补养肝血，条达肝气，可使柴胡升散而无耗伤阴血之弊。佐以枳壳破气消积，化痰散痞，与白芍相配，又能理气和血，使气血调和；木香归脾、胃、大肠、三焦、胆经，具有行气止痛之效；砂仁健脾消食；香附归肝、脾、三焦经，具疏肝解郁、理气宽中、调经止痛之效；佛手归肝、脾、胃、肺经，具有疏肝理气、和胃止痛、燥湿化痰之功。使以甘草，调和诸药，益脾和中。

一二、胆道蛔虫

腹硬，拒按，食甜香之品，痛尤烈。

处方： 乌梅丸加减。

桂心一钱，当归二钱，黄连三钱，乌梅三钱，黄柏三钱，川楝子三钱，小茴香三钱。

现代剂量： 桂心 3g，当归 6g，黄连 9g，乌梅 9g，黄柏 9g，川楝子 9g，小茴香 9g。

编者按： 乌梅丸作为厥阴主方。因为该方集酸苦辛甘、大寒大热于一体，不仅以辛甘助阳、酸苦坚阴、温清互用而能够调理阴阳，平定寒热，而且重用乌梅（占全方半量）佐以苦酒，突出以酸制风。本方用桂心、川楝子、小茴香，这些大辛大热之药温太阴，针对腹胀、腹泻、久咳、纳差、久泻滑脱、大便不禁等太阴证。黄柏、黄连苦寒之药，苦寒燥湿清热，针对口苦、舌红、苔黄、小便赤等阳明证。当归补益，本病用当归在于当归具有血中之气药的称谓，具有一定的行气作用并有润肠通便之功。两方合用，共奏解痉止痛之功效。

一三、蛔积阻滞（蛔虫性肠梗阻）

有蛔虫病史。腹部绞痛，食则吐剧，绕脐或脐周作痛,大便数日未解,腹上部嗳气难消,不矢气。

处方:乌梅丸重用当归。

黄连三钱,黄柏三钱,桂心一钱,当归四钱,乌梅三钱,蜀椒(去目)三十粒,附片三钱,细辛一钱,干姜一钱,西洋参一钱。

现代剂量:黄连6g,黄柏9g,乌梅9g,肉桂3g,细辛3g,干姜3g,西洋参3g,当归12g,蜀椒(去目)30粒,附片6g。

编者按:乌梅丸是汉代张仲景《伤寒杂病论》中治疗厥阴病的方剂,起初只是用于治疗蛔厥、久利,后世医家将其应用范围扩大,临床上只要见到上热下寒所导致的头痛、心烦、口干咽燥、腹痛、下痢、呕吐、手足厥冷等疾病均可应用,具有缓肝调中、清上温下的功效。方中乌梅酸温安蛔,涩肠止痢,为君药;花椒、细辛性味辛温,辛可伏蛔,温能祛寒并用,共为臣药;干姜、肉桂暖脏祛寒,西洋参、当归养气血,共为佐药。全方共奏缓肝调中、清上温下之功。

一四、腹绞痛(胰腺炎)

突然上腹部左侧剧烈作痛,头昏,怯冷发热。

处方:四逆散加味。

竹胡(竹叶柴胡)三钱,白芍四钱,枳壳三钱,木香三钱,香附三钱,佛手片四钱,甘草一钱。

现代剂量:竹叶柴胡9g,枳壳9g,木香9g,香附

9g，白芍 12g，佛手 12g，甘草 3g。

一例服上方疼痛消失，而胸胁胀满。口苦作渴，发热恶寒，大便不利，最后用大柴胡一剂，瘥。

编者按： 方中取柴胡入肝胆经，升发阳气，疏肝解郁，透邪外出，为君药；白芍敛阴养血柔肝为臣，与柴胡合用，以补养肝血，条达肝气，可使柴胡升散而无耗伤阴血之弊；佐以枳壳理气解郁、泄热破结，木香行气止痛、健脾消食，香附疏肝解郁、理气宽中，佛手疏肝理气、燥湿化痰；使以甘草，调和诸药，益脾和中。

一五、肠风下血（痔下静脉曲张出血）

患者经常便秘，便前便后下血，其状或为滴或为流，或为喷射不等，下血过多，往往有明显的贫血症状，如面色苍白，身体消瘦，精神不振，头昏心悸，便后头昏振摇欲倒，甚至昏厥，以致四肢或全身水肿，小便正常。

处方： 阿胶 12g，黄芪 12g，当归 9g，白芍 9g，炒蒲黄 9g，生地黄 9g，棕榈灰 9g，党参 12g，槐角 6g，甘草 3g。

服此方，血止后，禁辛辣刺激食品，以防复发。

编者按： 方用阿胶为君药，滋阴养血止血；黄芪固表益气，取"有形之血不能速生，无形之气所当急固"之意；当归甘温而润，补血养血；白芍性凉而滋，补血敛阴，为臣药。当归辛香性开，走而不守，白芍酸收性合，守而不走，二药配对合用，辛而不过散，酸而不过收，一开一合，动静相宜，养血补血之功最良。蒲黄炒则性涩，收敛止血；党参补脾益肺，生津养血；生地黄清热凉血，滋阴生津，防止滋补太过；槐角、棕榈凉血止血，均为佐药，甘草调和诸药。温凉之药合用，共奏止血功效。

一六、痔疮

处方：黄芪 9g，黄芩 9g，白芍 9g，枳壳 9g，黄柏 9g，刺猬皮（去刺）9g，炒栀子 9g，粉丹（牡丹皮）9g，槐角 9g，蒲公英 12g，甘草 3g。

痛时可加紫花地丁或鲜荷叶煎水洗，甚者可用千里光先煎膏，加冰片少许处涂。

编者按：方中黄芩、黄柏、炒栀子性味苦寒，归肺、脾、大肠、小肠经，黄芩善清上焦之火，黄柏善清下焦之火，栀子善清三焦之火，故为君药；紫花地丁清热解毒、凉血止血，蒲公英清热解毒、消肿散结，共为臣药；佐以黄芪益气固脱，白芍缓急止痛敛阴，牡丹皮凉血活血，刺猬皮止痛止血、收敛散瘀，槐角凉血止血、清热润肠为佐药；甘草缓急调和诸药为使。共奏清热泻火、散结消肿之功。

一七、脱肛（直肠脱出）

处方：补中益气汤加桔梗。

黄芪 12g，桔梗 12g，炙升麻 3g，炙甘草 3g，炙前胡 6g，白术 9g，当归 9g，陈皮 9g，党参 15g。

编者按：方中黄芪补中益气，升阳固脱为君；陈皮理脾胃之气，炙甘草补中益气升阳，党参补中益气养血，白术燥湿健脾，当归补血活血、润肠止痛为臣；桔梗载药上浮，炙前胡开肺则大肠自然通畅为使药。共奏升阳益气、养血固脱之功。

一八、便血（肠系膜血管栓塞）

患者高热便血，下腹阵发性疼痛，压痛，兼有呕吐、肠鸣、腹泻，食饮不振，口干苦，小便黄。

处方： 三黄熟艾汤加减。

黄连 4.5g，甘草 4.5g，黄柏 9g，黄芩 9g，焦栀子 9g，炮姜 9g，棕榈炭 9g，炒蒲黄 9g，阿胶 12g。

注： 本方为黄连阿胶汤加炮姜（腹腔开后发现肠充血范围很大，约 35cm 长，不能做切除之姑息疗法，三剂血止痛减）。

编者按： 黄连清热解毒、燥湿止泻为君药；黄柏、黄芩、焦栀子清上焦、下焦、三焦之热，凉血止血为臣；炒蒲黄收敛止血、活血行瘀、利尿通淋；阿胶补血滋阴、润燥止血，炮姜止血，棕榈炭收敛止血为佐；甘草调和诸药为使。共奏清热解毒、燥湿止血之功。

一九、肠癖（直疝）

小腹经常绞痛不移位，气血下坠作胀，脐下或左或右，呈现或长或圆、大小不一之包块，重压则移动，压痛明显，肠鸣矢气，平仰卧亦减，大便不通，小便作胀。

处方：五淋汤去栀仁加味。

当归 9g，白芍 9g，茯苓 9g，木香 9g，小茴香 9g，川楝子 9g，肉桂 3g，黄柏 6g。

注：药后 1～3 小时痛减或消失，仍可复发，虞发生嵌顿，建议手术治疗。

编者按：小茴香祛寒止痛为君；木香、川楝子理顺肝脾肠道之气为臣；当归活血补血，白芍柔肝缓急，茯苓健脾宁心，肉桂补火助阳、散寒止痛，黄柏清热燥湿为佐，全方共奏理气祛寒止痛之功。

二〇、热淋（膀胱炎）

小便黄，质稠浑浊，臭气大，尿频数，解而不畅，尿热，尿痛，每次如未解尽状，解后又欲解，小便作胀，有时在耻骨缝合上部有压痛。

处方：五淋汤加味。

当归尾三钱，白芍三钱，云参（茯苓）三钱，木通三钱，黄柏三钱，生地三钱，知母三钱，前仁（车前子）三钱，甘草梢二钱。

现代剂量：当归尾 9g，白芍 9g，茯苓 9g，木通 9g，黄柏 9g，生地黄 9g，知母 9g，车前子 9g，甘草梢 6g。

编者按：治膀胱有热，水道不通，淋涩不出，或尿如豆汁，或成砂石，或为膏汁，或热怫便血。五淋散用草栀仁，归芍茯苓亦共珍（赤茯苓三钱，芍药、山栀仁各二钱，当归、细甘草各一钱四分，加灯心草水煎服）。气化原由阴以育，调行水道妙通神。柯韵伯曰：经云，膀胱者，州都之官，津液藏焉。又申其旨曰：气化则能出。何也？盖膀胱有上口而无下口，能纳而不出，唯气为水母。必太阳之气化，而膀胱之溺始出，是水道固藉无形之气化，不专责有形之州都矣。夫五脏之水火，皆生于气，气平则为少火。少火生气，而气即为水。水精四布，下输膀胱，源清则流洁矣。气有余则为壮火，壮火食气，则化源无藉。为癃闭淋涩，膏淋豆汁，砂石脓血，而水道为之不利矣。总由化源之不清，非决渎之失职。若以八正、舟车、禹功、浚川等剂治之，五脏之阴虚，太阳之气化绝矣。故急用栀苓治心肺，以通上焦之气，而五志火清。归芍滋肝肾，以安下焦之气，而五脏阴复。甘草调中焦之气，而阴阳厘清，则太阳之气自化，而膀胱之水洁矣。此治本之计，法之尽善者也。

二一、石淋或砂淋（膀胱结石）

一般排尿时均觉尿道阻塞不利感，并在排尿过程中，突然尿状细如线，或成点滴状，尿道有剧烈逼迫感，或扯阴茎均觉刺痛，龟头和尿道尤剧，尿血。

处方：五淋汤加味。

当归 9g，栀子 9g，白芍 9g，茯苓 9g，海金沙 9g，浮海石 9g，车前子 15g。尿血重者，可加服阿胶 9g。

编者按：海金沙清热解毒、利水通便为君；浮海石清热消肿、利尿通淋，车前子清热利尿，栀子清三焦热、利尿为臣；当归活血补血，白芍敛阴，茯苓健脾利湿为佐。共奏清热解毒、利水消肿之功。

二二、跌打创伤

处方：

外敷药：山当归一两，懒插藜（存疑）二两，火麻头四两，火葱头二两，生姜四两，三七四钱。以上药物同捣至极烂，用酒炒热后敷患处，外加夹板。

内服：桂枝三钱，当归三钱，苏木三钱，续断三钱，川芎二钱，木通三钱，仙桃草三钱。

现代剂量：

外敷药：山当归（野当归）30g，懒插藜60g，火麻仁120，生姜120g，火葱头60g，三七12g。以上药同捣至极烂，用酒炒热后敷患处，外加夹板。

内服：桂枝9g，当归9g，苏木9g，续断9g，川芎6g，木通9g，仙桃草9g。

编者按：当归活血补血、生肌为君；火麻仁润肠通便、补益虚劳，生姜散寒止痛，火葱头清热解毒、活血散瘀为臣；三七化瘀止血、活血定痛为佐。共奏活血化瘀止痛之功。

二三、硬疖（疔疮）

全身各部肌肉发生红肿，大如龙眼，质硬作痛，疮周发热，逐步胀大。

处方：

内服：菊花四钱，甘草二钱。

外治：乳香、蓖麻子各等分捣烂，敷患处。

按：脓未成者，敷之即效，亦可敷疔疮。未成脓者奇效，脓成失效。

现代剂量：

内服药：菊花 12g，甘草 6g。

外治：乳香、蓖麻子等分，捣烂，敷患处。脓未成者，敷之即效，亦可敷疔疮。未成脓者奇效，脓成失效。乳香活血止痛、生肌，蓖麻子消肿、拔毒。

编者按：内服菊花疏散风热、平肝明目、清热解毒为君，甘草补中益气。

二四、湿热疮（湿疹）

痱子状小疹，或十粒、数十粒不等，聚生成团，疹顶作水疱状，疹周红色，往往因痒搔而皮肤红肿发热，头胸四肢，小儿头面部较多，胸项次之，腹腰臀则少见，现时痒多于痛。在将溃时痒尤甚，破后黄水淋漓，往往（疹）随黄水浸而蔓延。

处方：

外治药：黄连二钱，黄柏二钱，白鲜皮二钱，地肤子一钱，石决明二钱。（上述诸药研）为极细末加入冰片少许，青黛一钱和匀，用芭蕉油、竹麻捣汁调搽。

现代剂量：黄连 6g，黄柏 6g，白鲜皮 6g，石决明

6g，地肤子 3g，研为极细末，加入冰片少许，青黛 3g 和匀，用芭蕉油、竹麻捣汁调搽。

编者按： 黄连、黄柏味苦性寒，具有清热燥湿、泻火解毒的功效，历代医家多将此二黄定为皮肤病外治的主药，为君药。白鲜皮、地肤子清热燥湿，祛风止痒，为臣药。石决明虽少见于皮肤病的应用，但杯碟法抗菌实验表明，其提取液对金黄色葡萄球菌、大肠杆菌、铜绿假单胞菌有较强的抑制效力，为佐药。上药为末，与清凉之品冰片、青黛调匀，共行清热燥湿、杀虫止痒的功效。

二五、杨梅疮（梅毒）

皮肤红晕，由鲜红转紫，为颗粒，四肢躯干多，亦有繁生如天花状，也有丘疹脓疱，如疮久不愈，则疮内高于皮肤，内翻于外，故又名翻天疮，关节痛以夜为重。

处方：

（金）银花三钱，连翘三钱，土（茯）苓八钱，山栀三钱，蝉衣一钱，牙皂七分，雅连（黄连）一钱，牙硝八分，甘草一钱，皂角子十粒，大黄一钱。

现代剂量： 金银花 9g，连翘 9g，山栀子 9g，土茯苓 24g，蝉衣（蝉蜕）3g，甘草 3g，大黄 3g，黄连 3g，芒硝 2.4g，皂荚子 10 粒。

按： 此方服后，解黑色溏便，特殊臭气，应予适当消毒处理，本方最有效是在出疹未溃时期。

编者按： 杨梅疮疹出为溃，可选用复方土茯苓汤。方中土茯苓解毒除湿，为治疗梅毒之要药，为君药。金银花、连翘清热解毒、消痈散疔，配黄连、栀子清利三焦周身热毒，涤荡花柳梅毒所生热邪。皂荚子祛痰散结，蝉蜕疏风透疹，可使梅毒疮疡早日溃坚。又以大黄、芒硝泻下攻积、清热泻火，合皂荚子润肠通便，使上药清利之邪毒从大便排出，均为臣药。佐使甘草清热解毒，调和诸药，共解花柳梅毒。歌曰：梅毒银翘山栀三，土苓牙硝八分看，蝉草连军一钱煎，牙皂七分皂米十粒。

二六、瘰疬（颈淋巴结结核）

耳后、耳下、颈上、腮腺等处有长圆不等、聚散不一、一或数个、质微硬、滑动的核。

处方：逍遥散加减。

竹胡（竹叶柴胡）9g，白术 9g，云苓 9g，当归 9g，白芍 9g，瓜壳 9g，香附 9g，牡蛎 12g，夏枯草 12g，海藻 6g。

编者按：瘰疬络属肝病，肝郁气滞，气滞成痰，而生瘰疬，故可选用逍遥散。方中柴胡疏肝解郁，使肝气得以条达；当归甘辛苦温，养血和血；白芍酸苦微寒，养血敛阴，柔肝缓急，共助柴胡疏肝解郁之力。白术健脾去湿，使运化有权，气血有源，另加香附，增强方中理气解郁的能力，气行则血行，气血畅达则痰结可散。瓜蒌皮、牡蛎、夏枯草皆有消肿散结、化痰软坚的作用，可以对症地使瘰疬硬结消散。海藻消痰软坚散结、利水消肿，为治疗瘿瘤瘰疬之要药，不可不知。

一、白喉

吞咽喉痛，发热，微咳，出气臭，咽肿有白膜，鼻塞，饮水作呛，颊红唇绛，呼吸迫促，额汗出，四肢厥冷。

处方：养阴清肺汤加减。

生地三钱，麦冬三钱，云苓（茯苓）三钱，白芍三钱，怀知（母）三钱，石斛三钱，浙贝三钱，盐柏三钱，苏荷（苏叶、薄荷）一钱，木通三钱，甘草一钱，淡竹（叶）三钱，挖耳草三钱。

吹喉散配制法：青果核 12 枚（在瓦上煅成炭），象皮[①]三钱（煅尽烟），鸡内金（焙焦），熊胆五分，象牙[②]三钱（煅尽烟），壁钱三钱（煅尽烟），黄连一钱（焙焦），盐柏三钱（焙焦），珍珠一钱（石膏豆腐伴蒸三小时），牛黄三分，冰片一分，共研极细末备用。

上方对喉白喉效差。

三皮风（蛇莓草）用茎叶，洗净捣烂，净重 1 斤，加

---

① 现已禁用。下同。
② 现已禁用。下同。

2斤冷开水浸泡（忌煮）4～6小时，过滤即成50%的浸剂，服时可加糖浆，成人量第一次150ml，以后再服三次，每次100ml，一日用量450ml，食宜藕粉。

现代剂量：

处方：生地黄9g，麦冬9g，玄参9g，浙贝母9g，石斛9g，盐黄柏9g，怀知9g，淡竹叶9g，木通9g，挖耳草9g，苏荷（紫苏叶、薄荷）3g，甘草3g。

吹喉散制法：青果核12枚（在瓦上煅成炭），鸡内金1.5g（烤焦），熊胆1.5g，壁钱9g（煅尽烟），黄连3g（烤焦），盐黄柏9g（烤焦），珍珠3g（石膏豆腐拌蒸3小时），牛黄0.9g，冰片0.3g。共研极细末备用。（上方对白喉效果差）

三皮风（蛇莓草）用茎叶洗净捣烂，净重500g，加1L冷开水浸泡（忌煮）4～6小时，过滤即成50%浸剂，服时可加糖浆。成人量第一次150ml，以后再服三次，每次100ml，一日用量450ml。预防服法：三皮风浸剂，每次半茶杯，一日三次，连服3日。治疗服法：1～5岁，一酒杯至半茶杯，成人半小碗。

编者按：白喉一证，多由素体阴虚郁热，复感燥气疫毒所致。喉为肺系，少阴肾脉循喉咙系舌本，肺肾阴虚，虚火上炎，复加燥热疫毒上犯，以致喉间起白如腐、咽喉肿痛、鼻干唇燥。治宜养阴清肺，兼散疫毒。故《重楼玉钥》说："经治之法，不外肺肾，总要养阴清肺，兼辛凉而散为主。"选用养阴清肺汤合导赤散加减。方中重用大生地甘寒入肾，滋阴壮水，清热凉血，为君药。玄参滋阴降火，解毒利咽；麦冬、石斛养阴清肺，知、柏泻其相火，共为臣药。佐以贝母清热润肺，化痰散结；少量苏叶、薄荷温凉相济，清热利咽。木通、淡竹叶清热利尿，使内蕴火热从小便而出。挖耳草为清热消肿之佳品，不可不知。生甘草清热，解毒利咽，并调和诸药，以为佐使。诸药配伍，共奏养阴清肺、解毒利咽之功。

吹喉散制法：青果核清热利咽，解毒生津，历来素有"肺胃之果"美名，对咽喉肿痛有奇效。黄连、黄柏清热燥湿，熊胆、牛黄、冰片为清凉佳品，象皮、象牙、壁钱、珍珠为生肌敛疮良药，同时兼以清热。《本草纲目》有云：鸡内金主喉闭、乳蛾，一切口疮，牙疳诸疮。上药共为细末，吹入喉中，可有解毒化腐、消肿敛疮之效。

二、乳蛾（急性扁桃体炎）

突然寒热，鼻干咳嗽，吞咽痛，唾多，口苦渴，呼吸不利，食少不恶油，咽肿红，脓将溃则如乳头状。

内服：导赤散加味。

生地三钱，黄柏三钱，石膏四钱，淡竹（叶）三钱，木通三钱，甘草一钱，板蓝根三钱（石斛四钱）。

溃而有脓性分泌物，服此，溃后脓干为喉痛，加滋阴药。

吹药：焙苏荷（苏叶、薄荷）一钱半，焙枯芩三钱，炒儿茶一钱，硼砂三钱，青黛三钱，冰片一钱，寒水石三钱。

共为极细末，每日吹患处2～3次。

现代剂量：

内服：生地黄 9g，黄柏 9g，淡竹叶 9g，木通 9g，板蓝根 9g，石膏 12g，甘草 3g，石斛 12g。

吹药：焙苏荷（焙紫苏叶、焙薄荷）4.5g，黄芩 9g，硼砂 9g，青黛 9g，寒水石 9g，炒儿茶 3g，冰片 3g，共为极细末，每日吹患处 2～3 次。

编者按：内服方中生地黄甘寒，凉血滋阴降火；木通苦寒泻热，利尿通淋，两药相配，滋阴制火，利水通淋，引口咽火热从小便而出。竹叶甘淡，清心除烦，淡渗利水，导心火下行，为臣药。甘草清热解毒，尚可止痛，并能调和诸药，还可防木通、生地黄之寒凉伤胃，为方中佐使。另加石膏清热泻火，除烦止渴，板蓝根清热解毒，凉血利咽，可解乳蛾热毒，再加石斛滋阴除热，补充热毒所耗伤津液，恢复如初。

吹药：苏叶辛温，薄荷辛凉，温凉相济，共奏芳香止痛、解毒利咽之效。黄芩燥湿，青黛利咽，寒水石泻火，以三味清热之品，化口咽火毒。再以儿茶敛疮生肌，硼砂消肿防腐，可增强药效，加快病所愈合速度。

三、喉癣（急性喉头炎）

患者声音粗裂，咳嘶或失音，喉内灼热，干燥，痒而干咳，咽痛，或化脓，或流脓涕，咽喉红肿上有斑点，青白不一，如芥子大，或绿豆大。

处方：知柏地黄丸加减。

生地三钱，粉丹（牡丹皮）三钱，玄参三钱，知母三钱，盐黄柏三钱，麦冬三钱，玄参三钱。

现代剂量：生地黄9g，牡丹皮9g，知母9g，盐黄柏9g，麦冬9g，玄参9g。

编者按：足少阴肾经循行咽喉，故咽喉疾病，可从肾论治，方选知柏地黄丸加减。生地黄补肾滋阴，清热凉血，可补亏损之真阴，去上焦之邪火。又有虚火内生，宜泻其有余之阳，故用知母、黄柏泻其相火，牡丹皮凉其血热。滋阴清热，双管齐下，正合《灵枢·终始》所说"阴虚而阳盛，先补其阴后泻其阳而和之"的治则。不论虚火实热，必耗伤津血，又使喉癣更甚，恶性循环。故加麦冬、玄参，合生地成增液汤，清弥留热邪，补耗散阴津。

四、喘咳喉间有水鸡声（声门水肿）

处方：射干麻黄汤。

射干七分，细辛六分，款冬一钱，紫菀一钱，麻黄七分，五味子七分，半夏八分，大枣一枚，生姜八分。

如发现口渴、吐浓稠痰、舌黄白、小便数，去细辛、半夏，加石膏、麦冬、瓜壳、百合。

现代剂量：射干2.1g，麻黄2.1g，五味子2.1g，细辛1.8g，款冬3g，紫菀3g，半夏2.4g，大枣1枚，生姜2.4g。

编者按：本方选自《金匮要略》："咳而上气，喉中水鸡声，射干麻黄汤主之。"方中麻黄宣肺温肺，化饮散寒，止咳平喘，开达气机；寒饮结喉，以射干泻肺降逆，利咽散结，祛痰化饮，其为君药。寒饮内盛，以细辛温肺化饮，温宣肺气；肺主宣降，以款冬花宣肺化饮止咳；紫菀泻肺止咳，降逆祛痰，温化寒饮，调畅气机，与款冬花相配，一宣一降，调理肺气；痰饮蕴结，以半夏醒脾燥湿化痰，温肺化饮，利喉涤痰；生姜降逆化饮，畅利胸膈，助半夏降逆化痰，共为臣药。肺气上逆，以五味子收敛肺气，使肺气宣降有序，兼防宣发降泄药伤肺气，为佐药。大枣补益中气，生化气血，滋荣肺气，为佐使药。诸药配伍，以奏温肺化饮、下气祛痰之效。若口渴，吐浓稠痰，舌黄白，小便数，乃热甚伤津，不可再用辛热之品，故去细辛、半夏，另加石膏、麦冬、瓜蒌皮、百合清热养阴，生津止渴。

五、火眼（急性结膜炎）

眼痛羞明，多眼屎眼泪，目系作赤，继则两目赤肿，疼痛难忍，傍晚尤剧，晨轻。

处方：竹胡（竹叶柴胡）三钱，木通三钱，归尾三钱，条参（黄芩）三钱，蝉衣一钱，白芍三钱，桑叶三钱，生地三钱，甘草一钱，菊花三钱，谷精草一钱，栀仁三钱。

现代剂量：竹叶柴胡9g，木通9g，归尾9g，黄芩9g，白芍9g，桑叶9g，生地黄9g，菊花9g，栀子仁9g，蝉蜕3g，谷精草3g，甘草3g。

编者按：戴复庵云：目赤无非血壅肝经所致。故治疗可以活血清肝以明目。方中选用柴胡理肝胆郁结之气，黄芩清肝胆壅塞之热，归尾养血活血，白芍养血柔肝。上四味，遵戴师治眼疾经验。另以生地黄、栀子仁清热，又以木通使所泻热邪从小便而出，不至壅塞。桑叶、菊花、蝉蜕，性凉入肝经，又均有清热之功，可协同清肝热明目。谷精草疏散风热、明目退翳，单品即有较强清热明目功效，上药共用，效若桴鼓。

六、雀目（夜盲）

处方： 河鳗汤。

青鳗1斤，石决（明）五钱，雅连（黄连）一钱半，夜明砂三钱。

煨好后去药渣，青鳗和汤顿服。

现代剂量： 青鳗500g，石决明15g，黄连4.5g，夜明砂9g。

编者按： 该方以青鳗为君，青鳗（《备急千金要方》《食疗本草》《随息居饮食谱》《本草新编》载功效多为：杀虫蚀疮，祛风除痹），鳗鱼浑水中能捕食，故前人认为其有明目之功效，重用为君，血肉有情之品，可培补肝血，肝血充则目明。石决明，味咸，平，无毒，主治目障翳痛、青盲（《本草经集注》），主风热青盲内障（《雷公炮制药性解》）。石决明治雀目夜昏、青盲昼暗（《玉楸药解》），石决明为臣，能明目退翳，以助鳗鱼明目。夜明砂有活血祛瘀、明目退翳之功，与石决明相须为用，共奏明目退翳之功。黄连为佐使药，味苦，性寒，主热气、目痛，眦伤，泣出，明目，肠澼，腹痛，下利，妇人阴中肿痛，久服，令人不忘（《神农本草经》），可明目清热，为佐使药。四药同用，可治夜盲不明。

七、感冒头痛（急性上颌窦炎）

寒热头痛，上颌骨部不适，脓涕或涕中带血，或鼻塞，咳嚏引上颌部剧痛，颊部红肿。

处方： 粉葛三钱，石膏四钱，辛夷三钱，桔梗一钱半，栀壳三钱，甘草一钱，鲜荷叶半张，芦根四钱。

现代剂量： 葛根9g，辛夷9g，栀子9g，石膏12g，桔梗4.5g，甘草3g，芦根12g，鲜荷叶半张。

编者按： 寒热头痛由外受风邪所致，邪热内蕴，故脓涕或涕中带血，肺气不宣则鼻塞、咳嚏。该方以葛根配石膏、辛夷为君，葛根上行阳明经，可解表散邪；石膏辛甘寒，能宣散郁热；辛夷通鼻窍、散风邪，三药共用为君，可祛风散寒，宣通鼻窍。栀子芦根相配可从三焦清泄热邪，并有止血之功，共用为臣。荷叶可升清阳，通达头目鼻窍，桔梗引药上行，两药共为佐药。甘草为使，清热解毒，调和诸药。

八、头额痛（急性额窦炎）

寒热，额部剧痛如裂，目眶痛，口苦，气粗，面赤，时觉鼻塞。

处方： 桂枝白虎汤。

桂枝三钱，石膏四钱，知母四钱，甘草一钱半，粳米一撮。

现代剂量： 桂枝 9g，石膏 12g，知母 12g，甘草 4.5g，粳米一撮。

编者按： 白虎加桂枝汤最早出自《金匮要略》"温疟者，其脉如平，身无寒但热，骨节疼烦，时呕，白虎加桂枝汤主之"。是治疗骨节烦疼、呕吐的温疟之方。此处患者额部剧痛，目眶痛，口苦，气粗，面赤，时觉鼻塞，是阳明热邪循经上扰之证，以白虎汤清泻阳明实热，佐桂枝通达寒热。

九、聤耳（中耳炎）

经常耳痒微痛，有脓性物，气臭，耳侧重压有痛感，耳道微红。

处方：

内服：蔓荆子散加味。

蔓荆子一钱，赤芍一钱，生地一钱，桑皮一钱，菊花一钱，茯苓一钱，升麻一钱，麦冬一钱，木通一钱，前胡一钱，甘草一钱，竹叶一钱半，生姜一钱，大枣二枚。

吹药：制枯矾、冰片，用苦竹笋一根，将白矾装入笋内，置于火上煅成枯矾，取出研极细末，加冰片少许。

现代剂量： 蔓荆子 3g，赤芍 3g，生地黄 3g，桑皮 3g，菊花 3g，茯苓 3g，升麻 3g，麦冬 3g，木通 3g，前胡 3g，甘草 3g，生姜 3g，竹叶 4.5g，大枣 2 枚。

编者按：

内服方：蔓荆子可清利头目，配升麻、菊花，可清耳道热毒，兼有败脓之功。生地黄、赤芍活血止痛，桑皮、木通、茯苓、竹叶解毒利湿，前胡可疏利少阳经气，引药入少阳。生姜、大枣、甘草可护胃和中，防清热之力太过以伤脾胃。

吹药：枯矾可解毒杀虫、燥湿止痒，冰片可清热止痛，两药合用可清热解毒止痛。

一〇、口舌糜烂（溃疡性口腔炎）

唇及口腔呈脓疱状，溃后成圆状溃面，溃心色白，边微红，喜唾，口苦，气臭。

处方：

吹药（即口疮药）：盐黄柏为极细末，入冰片少许吹患处。

内服：导赤散加知母、麦冬、黄柏、金银花。

走马牙疳（口腔坏疽性疾病）用甘露饮加减，大便秘结可用凉膈散，大便作泻，内服药要配合全身症状决定。注意禁糖。

编者按：导赤散清上泄下，将火热之邪下行泄出，而知母、麦冬可滋阴清热，促进创面愈合，黄柏以下行之力解毒疗疮，金银花以外散之功清热解毒。吹药以黄柏配冰片，黄柏外用可解毒疗疮，清热燥湿，配冰片清热解毒，标本同治。

一一、牙龈肿痛（牙龈炎）

牙龈红肿，咀嚼亦痛，颐颊红肿。

处方：生地三钱，盐柏三钱，怀知（母）三钱，粉丹（牡丹皮）三钱，骨碎补三钱，石膏三钱，甘草一钱。

现代剂量：生地黄 9g、盐黄柏 9g、知母 9g、牡丹皮 9g、骨碎补 9g、石膏 9g、甘草 3g。如有明显往来寒热者，小柴胡汤去大枣加石膏。如肿胀齿痛六味地黄丸加骨碎补。

编者按：牙龈炎牙龈肿痛，颐颊红肿者，为胃火循经上犯，伤于颊齿，故红肿热痛。本方以生地黄、牡丹皮为君，凉血活血。石膏清泄阳明经胃热，知母既可清泄胃火，又可下滋肾水，配黄柏、骨碎补引火下行，黄柏可燥湿清热，解毒疗疮，引热下行的同时也可消肿止痛，三药共为臣药。骨碎补辛温补肾，可引火下行，为反佐药。甘草既可清热解毒，又可调和诸药，为使。

第四章

妇 科

一、恶阻（妊娠呕吐）

处方：橘皮竹茹汤加减，潞参（党参）五钱，陈皮四钱，大枣四枚，水竹茹三钱，生姜四钱，甘草二钱。

现代剂量：党参15g，陈皮12g，生姜12g，大枣4枚，水竹茹9g，甘草6g。

编者按：橘皮竹茹汤出自《金匮要略·呕吐哕下利病脉证治》：哕逆者，橘皮竹茹汤主之。妊娠剧吐因胃气虚弱，中生虚热所致，法当健胃益气，清热止逆。橘皮竹茹汤以橘皮、竹茹为君行气和胃、清热止呕；臣以党参配生姜，参以益气补中，姜以和胃止呃；以甘草、大枣为佐使，益气和胃。六药同用，共奏降逆止呃、益气清热之功。

二、漏下（先兆流产）

受孕二月后，阴道突然来血，无特殊症状，脐下痛，腰微胀。

处方：补中益气汤加减，黄芪四钱，潞参（党参）四钱，当归三钱，白术三钱，生地三钱，炮姜二钱，阿胶四钱，升麻一钱半，甘草一钱半，艾叶三钱，竹胡二钱。

现代剂量：黄芪 12g，党参 12g，阿胶 12g，当归 9g，白术 9g，生地黄 9g，艾叶 9g，炮姜 6g，竹叶柴胡 6g，升麻 4.5g，甘草 4.5g。

编者按：漏下之证，属脾气虚弱，中气不足，升提无力之证者，应用补中益气汤加减。补中益气汤出自《脾胃论》，本加减方中以黄芪为君，补中益气，升阳固表。配伍党参、甘草、白术补气健脾，为臣药，与黄芪合用，以增强其补益中气之功。血为气之母，子病及母，气虚时久，营血亦亏，故用生地黄、当归养血和营，协党参黄芪以补气养血，阿胶、艾叶养血和血、温阳安胎止血共为佐药。并以少量升麻、柴胡升阳举陷，协助君药以升提下陷之中气，共为佐使。甘草调和诸药，亦为使药。诸药合用，使脾胃得健，中气得提，营血得充，故胎元得固，漏血得止。

三、血崩（子宫出血）

处方：阿胶四钱，黄芪四钱，潞参（党参）五钱，生地三钱，当归三钱，白芍四钱，芥穗炭二钱，甘草一钱，炒蒲黄三钱，棕皮灰三两，血余一团（煅存性），后三味布包煎服。

现代剂量：阿胶 12g，黄芪 12g，白芍 12g，党参 15g，生地黄 9g，当归 9g，炒蒲黄 9g，棕皮灰 9g、芥穗炭 6g，甘草 3g，血余一团（煅存性）。

编者按：本方阿胶甘平，补血滋阴，润燥止血，黄芪甘微温，益气固表共用为君。党参甘平养血生津，生地黄甘寒，缓和全方温燥之气；当归、白芍补肝血而活血止痛，白芍能敛肝阴养血和营而止痛，二药合用，增强和血止血作用为臣药。芥穗炭、炒蒲黄、棕皮灰血余一团收敛止血，共为佐药。甘草调和诸药，全方共奏养血止血之功。

四、产后恶露不下腹痛

处方： 失笑散加味，炒蒲黄三钱，五灵脂三钱，上桂（肉桂）一钱。

如服前方不效，或小腹硬痛而拒按者，可酌用大黄甘遂汤。

现代剂量： 炒蒲黄9g，五灵脂9g，上桂（肉桂）3g。

编者按： 本方所治诸症，均由瘀血内停，脉道阻滞所致。瘀血内停，脉络阻滞，血行不畅，不通则痛，故见少腹急痛；瘀阻胞宫，则产后恶露不行。治宜活血祛瘀止痛。方中五灵脂苦咸甘温，入肝经血分，功擅通利血脉，散瘀止痛；蒲黄甘平，行血消瘀，炒用并能止血，二者相须为用，为化瘀散结止痛的常用组合。肉桂散寒止痛，温通经脉。诸药合用，药简力专，共奏祛瘀止痛、推陈出新之功，使瘀血得去，脉道通畅，则诸症自解。前人运用本方，患者每于不觉中，诸症悉除，不禁欣然而笑，故名"失笑"。

五、阴挺（子宫脱出）

处方： 补中益气汤加味。

潞参（党参）四钱，白术三钱，当归三钱，陈皮三钱，炙竹胡（竹叶柴胡）一钱，黄芪四钱，炙升麻一钱，桔梗三钱，甘草一钱。

有收在原方加赤石脂，或用蓖麻子捣烂包头顶。

现代剂量：党参 12g，黄芪 12g，白术 9g，当归 9g，陈皮 9g，桔梗 9g，炙竹叶柴胡 3g，炙升麻 3g，甘草 3g。

编者按：方中重用黄芪，味甘微温，入脾肺经，补中益气，升阳固表止汗，为君。配伍党参、甘草、白术补气健脾为臣，与黄芪合用，以增强其补中益气之功。用当归养血和营是恐气虚时久，以致营血亏虚，以协助党参、黄芪以补气养血。陈皮理气和胃，化痰湿而醒脾气，使诸药补而不滞，共为佐药。并以少量升麻、柴胡、桔梗升阳举陷，协助君药以升提下陷之中气，为佐使。甘草调和诸药。全方配伍大意有二：一是补气健脾以治气虚之本；二是升阳举陷，以求清升浊降，于是脾胃和调，水谷精微生化有源，脾胃气虚诸证即可自愈。

六、白带（子宫颈炎）

处方：二术二陈汤加味，苍术三钱，白术三钱，云苓（茯苓）三钱，陈皮三钱，甘草一钱，法（半）夏三钱，苡仁五钱，木通三钱，黄柏三钱。

现代剂量：苍术 9g，白术 9g，云苓 9g，陈皮 9g，法半夏 9g，木通 9g，黄柏 9g，薏苡仁 15g，甘草 3g。

编者按：治疗脾不运湿，水液失调，无论痰饮水湿，均宜燥湿、芳化、淡渗。此方运脾燥湿功力远较二陈为胜。方中苍术、白术是脾胃专药，而有偏补偏运之分。苍术功专燥湿醒脾，白术擅长补脾运湿，二药同用，补运相兼，一补不足，一泻有余，相辅相成，相得益彰。半夏燥湿化痰，兼醒脾胃；陈皮芳香化湿，健脾和中；茯苓、薏苡仁、木通淡渗利水，导其下行；黄柏清热利水渗湿，甘草调中缓逆，且和诸药也。

第五章

儿 科

一、麻疹

初起发热，两目微赤，羞明流泪，鼻塞清涕，两颧发红，咳嗽，呼吸微迫，手指、足趾发冷；或头痛，食欲不振，微烦；或有呕吐，小便黄，大便稀，微带黏液，解时不畅。出疹前1～2日或将出疹时，口腔颊部黏膜有白色小点集聚，周围微红，舌红，指纹色紫。一般在发热出现之后3～4天是出疹时期，未现点者，可服下方：金银花9g，连翘3g，赤芍3g，知母3g，淡竹叶3g，桑叶4.5g，枯芩（黄芩）2.1g，浙贝母2.4g，甘草2.4g，紫草茸2.4g，荷叶少许。

疹出后4～5天，烧即随之而解，如无杂症，可不必服药。在护理方面，适当禁风，多饮开水，热降即不必忌油。

编者按：方中金银花、连翘清热解毒；赤芍清热凉血，桑叶疏风泻肺，与金银花、连翘配伍，用于风热之邪所致的邪热之症；知母苦寒，清心肺而除烦热，淡竹叶、荷叶清心利水，引热下行，使热邪从小便而出，浙贝母凉润；甘草生用，甘而微凉，泻火解毒力佳，且能补虚护胃；紫草茸清热凉血，共奏清热解毒、凉血透疹之功。

二、水痘

低烧，微咳，初发红点，随作水疱，甚稀，此处结痂，彼处又发，精神饮食不变，表情无痛苦，一般可不服药，有夹杂症，除腹泻外，用滋阴生水药，在脓浆时多饮水，注重衣服清洁，防止感染。

三、顿咳（百日咳）

处方： 止嗽散加减。紫菀 3g，麦冬 3g，浙贝母 3g，百部 3g，百合 3g，苦杏仁 1.5g，白及 1.5g，款冬花 2.1g，半夏 2.1g，黄芩 2.1g，前胡 2.1g，甘草 2.1g，冬瓜仁 0.6g，枇杷叶 1 张（1 岁量）。

编者按： 方中紫菀、麦冬辛苦温，下气止嗽化痰，为君药；杏仁苦泄，降气止咳，前胡、枇杷叶辛甘微温，降气下痰止嗽，共为臣药；桑白皮辛寒，清热平喘，浙贝母、百合、知母润肺化痰，黄芩、半夏燥湿化痰，白及收敛肺气，冬瓜仁甘凉润肺化痰利水，以上共为佐药；少量甘草调和诸药，与百部同用，又能清利咽喉，为使药。诸药合用，温润和平，不寒不热，重在止嗽化痰，兼以解表宣肺，对于外感咳嗽较久，表邪未尽，咽痒而咳痰不畅者，疗效显著。

四、疫疠（流行性脑脊髓膜炎）

寒战高烧，头痛如裂，婴儿囟门充满，面赤目红，鼻干无涕，呼吸急促，龂齿呕吐，甚或神志不清，昏迷，牙关紧闭，颈项强直，角弓反张，四肢抽搐。

处方： 清温安脑汤加味。金银花 18g，栀子 4.5g，石膏 12g，粉丹（牡丹皮）6g，生地黄 6g，玄参 6g，麦冬 6g，天冬 6g，赤芍 6g，连翘 9g。

按： 此病我科分三大症状来处理，即发高烧、昏迷、抽搐，如只发热而无以下两种症状者，用清温安脑汤加减，以退热为主。如兼昏迷，视其症状轻重，适当加服至宝丹或安宫牛黄丸和紫雪丹。再加抽搐则在原方内酌加钩藤、蝉衣、僵蚕、蜈蚣、全蝎、天竺黄等。如发现汗出，四肢厥逆，脉搏细弱则改用独参汤或参附汤等剂。如有并发症，则从缓急上决定，乙型脑炎治法与此相同。故不再详。

编者按： 方中金银花气芳香，质轻扬，性宣散，甘寒入肺胃，而有清解表热和上焦诸热之功，兼有透营转气，故寒凉清热而解毒。连翘苦寒，气芬芳，质轻扬，既能散上焦风热，透达表邪，又清心火。二药配伍，轻清升浮宣散，清热解毒之力倍增。石膏味辛性寒，质重气浮，能清热泻火，解肌除烦，直入脾以清解伏火。栀子苦寒降泄，轻清上行，故能清上彻下，表里之热可以双解，兼能清心除烦。二者合用，心脾两清，可使内郁之火得解，上炎之火得散，清心开窍。牡丹皮苦寒以清血热，辛散以行瘀血，功善凉血祛瘀，具有凉血活血而不动血之特点。生地黄苦寒以泄热，甘寒质润以养阴润燥，入心肝血分能清营凉血，以泄邪热。二药配对，相须为用，故能醒神开窍，退热止痉。玄参苦甘咸寒，有清热凉血、滋阴解毒的功效；麦冬味甘微苦，性微寒，有养阴润肺，益胃生津，清热除烦的功效。玄参、麦冬配伍，可以清热除烦，养心安神，辅以天冬养阴润燥，清肺生津，赤芍清热凉血，共奏退热养阴、凉血安神之功。

五、暑温（流行性乙型脑炎）

寒战灼热，头剧痛，项强呕吐，面目潮红，呼吸紧张，龄齿易惊，不能安眠，鼻翼煽动，昏迷，牙关紧闭，角弓反张，四肢颤动，抽搐。

处方：化斑汤加味。

生地黄 9g，粉丹（牡丹皮）9g，知母 9g，麦冬 9g，赤芍 6g，犀角 6g，甘草 6g，石膏 24g，全蝎 3g，蜈蚣 3g，僵蚕 3g，党参 36g。

安宫牛黄丸一粒，每服三分之一，三个小时一次。以后怀山药 60g 煎服。

编者按：方中重用石膏、知母、甘草取法白虎汤，意在清气分之热而保津，以苦寒之犀角凉血清心而解热毒，使火平热降，毒解血宁，苦寒之生地黄凉血滋阴，以助犀角清热凉血，赤芍、牡丹皮清热凉血活血，麦冬清热养阴生津，与生地黄合用助君药清热凉血，全蝎、蜈蚣、僵蚕祛风解痉，全方共奏清热解毒、凉血解痉之功。

安宫牛黄丸中牛黄苦凉，清心解毒，辟秽开窍；犀角善入营血，清心安神，凉血解毒；麝香芳香走窜，善通全身之窍，芳香醒神，三药相配，清心开窍凉血，共为君药。黄连、黄芩、山栀大苦大寒，共清热泻火解毒，为臣药。冰片辛散苦泄，善通诸窍，兼散郁火，郁金辛开苦降，行气解郁，二者为伍化浊通窍，以增麝香开窍醒神之功。雄黄截痰解毒，助牛黄辟秽解毒。朱砂镇心安神，珍珠镇惊坠痰，共助镇心安神之功，共为佐药。本方清热泻火、凉血解毒与芳香开窍并用，以清热解毒为主，意在驱邪外出，《温病条辨》"使邪火随诸香一齐俱散也"。怀山药以疗伤中补虚，除寒热邪气，补中益气。

六、毒痢（中毒性菌痢）

处方： 发病初期，葛根黄连黄芩甘草汤。粉葛 4.5g，黄芩 4.5g，黄连 3g，甘草 15g。极期用黄连阿胶汤去鸡子黄。呕，合小半夏汤。烧退，用黄芩汤。病情好转用五味异功散。

编者按： 葛根黄连黄芩甘草汤重用葛根为君药，升发脾胃清阳而止泻生津，使表里和解。臣以黄连、黄芩苦寒清热，厚肠止痢，甘草甘缓和中，调节诸药，四药合用，外疏内清，表里同治，身热下痢自退。

极期，使用黄连阿胶汤去鸡子黄，黄连阿胶汤出自《伤寒论》，由黄连、阿胶、黄芩、白芍、鸡子黄组成。黄连与黄芩共奏清热止痢之效，白芍缓急止痛。三味药物合用，用治邪火内攻，热伤阴血，下利脓血。鸡子黄苦，气味俱厚，阴中之阴，故去鸡子黄。若呕者，可合小半夏汤降气止呕，小半夏汤出自《金匮要略》，为理气剂，由半夏、生姜组成，具有化痰散饮、和胃降逆之功效。方中用半夏辛温，燥湿化痰涤饮，又降逆和中止呕，是为君药；生姜辛温，为呕家之圣药，降逆止呕，又温胃散饮，且制半夏之毒，是臣药又兼佐药之用。二药相配，使痰祛饮化，逆降胃和而呕吐自止。

七、伤食（小儿消化不良）

面色不华，神疲，肌肉松弛，四肢消瘦，手心烧，微烦喜哭，腹胀思食，呃气，腹泻，色白带酸臭，有颗粒，无黏液，无里急后重，指纹外弯。

处方：香砂六君子汤加味。

党参 2.4g，白术 2.4g，麦芽 2.4g，茯苓 3g，陈皮 2.1g，法半夏 2.1g，木香 1.2g，砂仁 1.2g，黄连 0.9g，甘草 0.9g，白扁豆 4.5g。

呕吐甚者，加生姜，体质较强的酌用平胃散。

编者按：香砂六君子汤为六君子汤配伍木香、砂仁，功在益胃和气，行气化滞。方中党参甘温益气，健补脾胃，小儿脾胃气虚，运化失常，故运用白术助党参益脾胃之气，健脾燥湿止泻，助脾运化，脾胃既虚，湿浊易于停滞，故予以补利兼优之茯苓，配白术运气健脾。陈皮、木香、砂仁理气和胃，加用白扁豆健脾除湿，麦芽消食健脾，共奏健脾止泻之功。

呕吐者加入生姜以降逆止呕。体质较强者，予以酌情使用平胃散，芳香温燥，行气和胃。方中白术辛香苦温，为燥湿运脾之要药，脾健则湿邪得化，为君药。厚朴辛温而散，长于燥湿行气除满，陈皮理气和胃，燥湿醒脾，协厚朴燥湿行气，甘草甘平，益气补中实脾，煎煮时加生姜、大枣以增补脾和胃之效果，全方辛芳温燥，治脾和胃。但本方辛苦温燥，易于耗气伤津，故用于小儿体质较强者。

八、疳积（营养不良，包括婴儿消耗症）

囟门下陷，面色萎黄，神疲，表情呆滞，声音微弱，项软无力，置头于肩，大肉消失，腹陷皮皱，赤筋明显，烦而不安，喜睡易惊，口渴思饮，喜食不甘，但不烧不咳，唯大便或结或稀，色白黄不等，时带黏液少许，但无里急后重。指纹外弯，色微紫，有的呆滞，或透上三关不等。

处方：炙甘草汤。

党参 6g，生地黄 3g，麦冬 3g，阿胶 3g，生姜 3g，（酸）枣仁 2.4g，桂枝 2.1g，炙甘草 3.9g，大枣 2 枚（一岁量）。

编者按：炙甘草汤中生地黄滋阴养血，炙甘草益气养心，麦冬养阴，桂枝温通助阳，阿胶滋阴养血，四药与生地黄配伍气血阴阳俱补，大枣益气养血，生姜、大枣益脾胃以滋化源、调阴阳、和气血，本方滋阴养血，益气助阳，治疗气血阴阳虚损。

一例兼消化不良用黄芪建中汤，泻止后，仍改用前方。

编者按：黄芪建中汤中重用甘温之饴糖，温中补虚，缓急止痛。臣以桂枝以温助脾阳，祛虚寒，两者为伍时中气渐强。芍药养阴且缓急止痛，更可与桂枝相配调和营卫，生姜温胃散寒，生姜、大枣和阴阳，炙甘草益气补虚，调和诸药。全方使中气强壮，调和阴阳，温中补虚，助消化。

一例兼发肺炎，用增液汤：生地黄 3g，麦冬 6g，玄参 3g，沙参 6g，天花粉 9g，灯心草 3g。

编者按：增液汤中玄参性寒，滋阴降火，生地黄、麦冬、沙参入肺经，滋肺阴，降肺热，天花粉、灯心草养阴生津。诸药合用，阴液得复，泄肺热。

二剂未效，热度更增，高达 40℃ 以上，呕吐未停，且出现神志不清，肺有湿性啰音，改服竹叶石膏汤一剂：党参 18g，麦冬 6g，半夏 6g，竹叶 4.5g，甘草 3g，生姜 3g，石膏 9g，粳米（两撮），体温降至 38℃ 左右，神清，呕止，其他症同前，继以三才汤（党参、生地黄、麦冬）、增液加味各一剂，体温降至 38℃ 下，精神食欲稍好，消瘦腹泻如前，改服十全大补汤。五剂后病情更加好转，体温正常。脉平舌和，改为黄芪建中汤再一剂，住院 14 天，痊愈出院。

编者按：方中竹叶、石膏清透气分余热，除烦止呕为君药。党参麦冬，补气养阴生津。半夏、生姜和胃降逆止呕。甘草和脾养胃，调和诸药。生姜降逆止呕，方中半夏性温，与清热生津药配伍使用，消除其温燥之性，使降逆止呕的功效增强，使党参、麦冬补而不滞，使石膏清而不寒。本方为清补两顾之方，养阴清热，降逆止呕。

九、小儿便秘

大便 2～4 小时不解，往往烦躁不安，口渴腹胀，有时肠鸣，但不矢气，傍晚时有发热。

处方：增液汤加味，生地一钱半，玄参一钱半，麦冬一钱，白蜜一钱。

现代剂量：生地黄 4.5g，玄参 4.5g，麦冬 3g，白蜜 3g。

三次分冲，亦可先用麻仁丸，大便下后或再服前方，或多食水果、温水。

编者按：增液汤中玄参、生地黄、麦冬滋阴泻热结，白蜜润肠通便，为养阴通便之方。麻仁丸中麻仁性味甘平，润肠通便，为君药；大黄通便泄热，杏仁降气润肠，芍药养阴和里，枳实、厚朴行气破结以加强降泄通便之力。蜂蜜和为丸可以润燥滑肠。诸药合用，共奏润肠泄热、缓下通便之功。

一〇、鹅口疮

最初发现在牙龈上有灰白色的小点，继即延至口腔，但患儿均不觉痛苦，甚则蔓延舌上和口唇，以致两口角及咽均糜烂不堪，唇角出血，张口则唇和口角流血作痛，饮食减少，久则身体消瘦，小便微黄。

处方药：盐柏炒，研为细末，冰片少许，涂疮上。未涂之前，先用青黛兑开水清洁患处。

又：盐黄柏五钱，寒水石三钱，苏荷（苏叶、薄荷）一钱，硼砂四钱，极细末吹患处（梅片少许）。

现代剂量：盐黄柏 15g，寒水石 9g，紫苏 3g，薄荷 3g，硼砂 12g，梅片少许，为极细末，吹患处。

内服：导赤散加味。

生地一钱，淡竹叶一钱，木通一钱，黄柏七分，知母八分，甘草七分（系三岁量）。

现代剂量：生地黄 3g，淡竹叶 3g，木通 3g，黄柏 2.1g，甘草 2.1g，知母 2.4g（系三岁量）。大便秘结，可酌加大黄，或改用凉膈散。

编者按：青黛可清心脾积热，冰片、盐柏外用清热泻火；盐黄柏清热，降火，消肿。硼砂清热消痰，解毒防腐。苏叶、薄荷解毒清热，外用共奏清热解毒之效。导赤散方中生地黄甘寒，凉血滋阴降火；木通苦寒，入心与小肠经，上清心经之火，下导小肠之热，两药相配，滋阴制火。竹叶甘淡，清心除烦，淡渗利尿，导心火下行。黄柏、知母清热除烦。甘草清热解毒。全方清心泄热，导热下行。

一一、小儿丹毒（荨麻疹）

全身或局部皮肤发奇痒，难忍喜搔，搔后而现红色颗粒，散于皮肤之上，颗粒周围有红晕；或多数颗粒成斑状；或无颗粒，只现丝状或红块。

处方：犀角地黄汤加味。

犀角八分，生地二钱，粉丹（牡丹皮）二钱，赤芍二钱，焦栀二钱，板蓝根三钱，木通二钱。

现代剂量：犀角 2.4g，生地黄 6g，粉丹（牡丹皮）6g，赤芍 6g，焦栀子 6g，板蓝根 9g，木通 6g。猩红热亦用此方。

按：此病有的服虎耳草或效，亦有不效反重，改用前方（猩红热十余天全身发斑三剂愈）。

编者按：本证多由热毒炽盛于血分所致，治疗以清热解毒、凉血散瘀为主。方中苦咸寒之犀角，凉血清心解毒。甘苦寒之生地黄凉血滋阴生津，一助犀角清热凉血止血，一恢复已失之阴血。焦栀子、牡丹皮清热凉血，活血散瘀。板蓝根清热解毒，木通清利湿热，全方凉血与活血散瘀并用，热清血宁而无耗血动血，凉血止血而不留瘀。

一二、变蒸

两岁以下婴儿，往往无皮疹发热，体温有时 39℃ 左右，发热属微迫蒸热，有时躯干皮肤的稍高于头部，或四肢又高于躯干不等，但人足脉不跳动，不流涕，更无恶风怯冷状态，腹部柔和，虽发热精神不倦怠，面色正常，唯不喜吃奶，口热作呕，夜啼阵哭，表情烦躁不安，以上症状时现时止，唯唇尖有泡如悬珠，而大便小便正常，舌和指纹无异者，为变蒸。

夜啼甚者，可服下方：苏荷七分，蝉衣四枚（去头足）。

服紫苏 2.1g，薄荷 2.1g，蝉蜕 4 枚。呕吐者，可用温胆汤加党参。

编者按：此症最多，有的两岁以上亦发现，都不必服药，但亦有呕吐至 2～3 天，每天约 4～5 次以上者，可用温胆汤加党参。紫苏叶、薄荷解毒清热，蝉蜕疏风散热，息风解痉，治疗小儿外感风热夹惊，惊痫夜啼。呕吐者可用温胆汤加党参，方中半夏降逆和胃，燥湿化痰；竹茹清热化痰，止呕除烦；枳实行气消痰，使痰随气下；佐以陈皮理气燥湿，茯苓健脾渗湿，俾湿祛痰消；人参、姜、枣益脾和胃止呕；甘草调和诸药。综合全方，共奏理气化痰、清胆和胃止呕之效。

第六章

临床杂病方

一、妇科外阴白斑

龙胆泻肝汤加全蝎、土茯苓、黄柏。内服。

外治：苦参一两，白矾一两，蛇床子一两，黄柏五钱，甘草一钱，花椒二钱。煎水先熬后洗。

现代剂量：苦参30g，白矾30g，蛇床子30g，黄柏15g，甘草3g，花椒6g，煎水先熬后洗。

编者按：外阴白斑生于外阴，常以血虚风燥论治。龙胆泻肝汤清泻肝经邪火，清利肝经湿热；湿热除，邪火退，则不至风盛生斑。加全蝎解毒祛风，土茯苓利湿解毒，黄柏解毒疗疮，苦参、白矾清热解毒利湿，蛇床子温阳杀虫祛风止痒，甘草调和诸药，花椒祛风止痒退白。

二、气管喘息特效方

处方：当归二钱，朱茯苓三钱，甘草二钱，椿皮二钱，陈皮二钱，北川芎二钱，杏仁二钱，半夏二钱，五味子二钱，桑皮二钱，川贝母二钱。

现代剂量：当归6g，朱茯苓9g，甘草6g，椿皮6g，陈皮6g，北川芎6g，杏仁6g，半夏6g，五味子6g，桑皮

6g, 川贝母 6g。

服法：以冰糖二钱为引，服后 30 分钟出汗，此方适用冬季服，四剂为标准。

三、治一切牙痛效方

处方： 生地三钱，荆芥三钱，防风三钱，椿皮三钱，丹皮三钱，石膏三钱，大黄三钱，灯芯二钱。

现代剂量： 生地黄 9g，荆芥 9g，防风 9g，椿皮 9g，牡丹皮 9g，石膏 9g，大黄 9g，灯心草 6g。

编者按： 方中生地黄，凉血滋阴，牡丹皮清热凉血、活血散瘀，石膏清热除烦，大黄泻胃火，荆芥、防风祛风止痛。椿皮清胃热兼燥湿，灯心草清热消肿。全方有清胃热，泻胃火，凉血消肿止痛，治疗一切牙痛之功。

四、怔忡（神经衰弱）

经常头昏作闷或作痛，耳鸣和心悸，不得眠。盗汗，梦多，尤为喜作噩梦，惊醒后不能睡，表情气量窄，烦扰不堪，遇事多猜疑难决。精神疲倦，饮食无改变，大小便正常，脉细弱而数。

处方： 酸枣仁汤加味。

酸枣仁 12g，生地黄 9g，茯神 6g，怀知母 9g，川芎 3g，龙骨 9g，益智仁 6g，石决明 9g，甘草 3g。

按： 神经衰弱症，往往治疗时间过长，如结合体力劳动，收效特别显著，阳虚者，可用桂枝加龙骨牡蛎汤。

下 篇

传承篇

张君斗作为"善为经方，专治难症"的川南名医之一，学术思想丰富，但现存研究资料尚少。在本书编撰中，团队曾采访王正河、孙同郊等专家，提供了后学者对张老学术经验的临证随想相关资料，现择其典型案例，摘录如下，以飨同道。

一、肺燥（老年支气管肺炎）方

沙参、天冬、阿胶、怀知、瓜壳、麻仁、枇杷叶、冬瓜仁各三分，桑皮、甘草各一分，杏仁、栀子各一分半，石膏四分。

简析：本方是喻嘉言《医门法律》所载的清燥救肺汤，桑叶改为桑皮，麦冬改为天冬，人参改为沙参，加冬瓜仁、瓜蒌皮、知母、栀子而成。清燥救肺汤作用是清燥救肺，适应证是温燥伤肺、头痛身热、干咳无痰、气逆而喘、咽干鼻燥、心烦口渴、苔白、舌红少津。加减方用沙参、桑皮、天冬、石膏四药，辛甘苦大寒以清泄肺胃火热，用冬瓜仁、瓜蒌皮、知母、栀子、杏仁、枇杷叶六药，甘苦寒以清泄肺与大肠，用麻仁、阿胶、甘草三药甘平，平补肝肾、养阴液、缓急迫、扶正气。合而言之，本方以大队甘苦寒清泄肺胃大肠为主，佐以润养肺肝胃之液，使肺之燥热得清而肺阴得润，共奏清燥救肺之效。

二、介绍张君斗治肺痨咯血（肺结核咯血）方

桑皮、甘草各一分，生地、阿胶各四分，尖贝、百合

各两分，寸冬、炒蒲黄、仙鹤草、白茅根、远志、棕皮炭各三分，藕节炭五枚。

现将本方药物性味归经列表如下（见表1）。

表1

药物	性味			归经			
百合	甘淡微寒	心	肺				
桑皮	甘寒		肺				
白茅根	甘寒		肺	胃			
生地黄	甘苦寒	心			肝	肾	
麦冬	甘微苦微寒	心	肺	胃			
尖贝	苦干微寒	心	肺		肝	肾	
阿胶	甘平		肺		肝	肾	
炒蒲黄	甘平	心包			肝		
仙鹤草	苦涩微温		肺		肝		脾
远志	苦辛温	心	肺			肾	
棕皮炭	苦涩平		肺		肝		
藕节炭	涩平		肺	胃	肝		

从上表看出，本方十三味药，入肺十一味，多数为甘寒和甘苦微寒，味甘补土以生金，性寒清肺热，味苦泻降肺气。入心的有七味，甘苦微温为主，泻心火养阴血。炒蒲黄、仙鹤草、棕皮炭、藕节炭四药，甘平苦涩微温，入脾止血又不瘀滞。生地黄、阿胶凉血止血。远志苦辛温入心肺反佐通心肺之阳以活血。纵观本方从心肝脾肺四脏论治，以肺肝为标，心脾为本，标本同治。尽管入脾之药甚少，但甘味之药甚多，有培土生金之意。共起甘寒清肺、止血养血之作用。

三、医案的研究及体会

风水案（越婢加术汤证）一：患者，男，25 岁。途中遇大雨，衣履尽湿，浴身换衣，3 日后，发热，恶寒，头疼，身痛，行动沉重。医与发散药，得微汗，表未尽解，即停药。未数日，竟全身浮肿，按处凹陷，久而复始，恶风身痉无汗。医又与杏苏五皮饮，肿未减轻，改服五苓散，病如故。诊时详问病因及服药经过，认为风水停面肌腠所致。本证总由寒湿而起，皮肤之表未解，郁发水肿。诊脉浮紧，恶风无汗，身沉重，口舌干燥，有湿郁化热之象，即非防己黄芪汤之虚证，亦非麻黄加术汤之表实证，乃一外寒湿而内郁之越婢加术汤证。宜解表与清里同治，使寒湿与热俱以汗解。其肿自消。方中重用麻黄，直解表邪，苍术燥湿，姜皮 9g 走表行气，资助麻黄发散，石膏 30g 清理内热，并抑制麻黄之辛而合力疏表，大枣、甘草各 9g，和中扶正，温服 1 剂，卧厚复，汗出如浇，易衣数次，肿消大半。再剂仍大汗，身肿全消，竟比豁然。此属重症，又属青年体气壮实，故治如此。若仅寻常外邪，又以小量微汗为宜，否则易导致漏汗阳虚等证，不可不知。（录自《赵守真治验回忆录》）

体会：①病越数日，又治数日，但是见本方的证及病机，即可用本方；②症状、病机抓准了，处方得当，一二剂即效；③辨证务必求因，审因论治，才能治本；④化热问题，不拘于证，但有内热或化热趋向者，亦可作内热看待，一方面病机之转化，一方面有预防于未然之意。

四、急性肾炎案（越婢汤加减案）

越婢加半夏汤方：麻黄六两，石膏半斤，生姜三两，大枣十五枚，甘草二两，半夏半升，共六味，以水六升，先煮麻黄，去上沫，内诸药。煮取三升，分温三服。

本条论证饮热郁肺之咳喘证治。外邪内饮，夹热，填塞肺中，为胀，为喘，为咳而上气，甚至目睛胀突，壅气使然也。风热夹饮邪上逆为本证病机。用越婢加半夏汤，宣肺泄热。本证常伴有神情紧张、气粗声高息涌等上逆之象。

患者，男，48岁，工人。患急性肾炎，用青霉素、链霉素和中药不见好转。发病十天后来院。症状：重度浮肿，尿少，腰痛，恶寒，纳呆，咳嗽，头疼，无汗，贫血。查体：慢性病面容，脉沉无力。舌苔白腻，面部及下肢腹部浮肿。血压：85/65mmHg，尿常规：蛋白（+++），红细胞（1～3/HP），白细胞（1～4/HP），颗粒管型（0～1/HP）。辨证：肾气虚。水无所主，脾阳不振，风邪犯肺，肺气不宣，下焦不利，治当祛邪并兼固本，方用越婢汤加减：麻黄、石膏、甘草、蒲公英、茯苓、泽泻、生姜皮、大毛（大腹皮）、冬瓜皮，共服6剂，肿已消净，蛋白微量，红细胞（+），管型（-）。后用黄芪防己汤加味，共服12剂，病已痊愈。

体会：①本案肺脾肾三脏俱病，肺病为标，急则治标，用越婢汤加减宣肺清热，通调水道，续用黄芪防己汤加味。益气制水，调补脾肾而愈。②本案为重病，时间虽不久，然而复杂。但只要仔细分析症状所属病位，不难判断。复杂在于三脏并病，而又以肺脾为主，因有恶寒无汗、咳嗽、头疼等肺气不出之症，肺主天气，天气不降，水气不行，节制功能失常，肺气化，湿气亦化。三仁汤之治湿温，就是根据肺主一身之气，气化则湿随之而化，而用之，对于复杂的病，主次不分，标本缓急不分，治病效果就差。③不论中西药，如不中病机，仍不见好转，一旦中病机，即守法守方。六付中药肿消净，十二付中药尿常规正常，证明中医不但能医此病，而且能彻底治愈。对于这样的重症肾炎，不过半个多月痊愈。④本案初用越婢汤加味消肿，后用黄芪防己汤加味收功。这种急则治标，缓则治本，初则祛邪，后则补正的原则，一切疾病都适用，治标祛邪时，症状明显，容易辨证。治本补正时，因症状不明显，或全无症状，而难于下手论治，不知从本病的历史发展过程的病机变化入手，如肾炎，本在肺、脾、肾、肝，如无症状，看重补肺脾肾。肝炎多为肝胆脾胃湿热，补正多从肝脾。痰饮其本在肺脾肾，巩固疗效多从此三脏入手。临床上，病人在症状消失后，好转或痊愈时，常常询问："医生，我这个病断得了根不?"医生常常没有把握做肯定性的回答。原因之一就是不知从何处去断根。

体会：①久病咳喘，常反复治疗不愈者，可阅读《金匮要略·肺痿肺痈咳嗽上气病脉证治》，从中得到指导临床的启示。带着临床上遇到的问题，复习有关章节再指导临床，是学习和应用经方的重要方法之一。对这个问题，一般人认为《金匮要略》残缺不全，不如中医内科学系统全面。因此推崇中医内科学忽视《金匮要略》，固然，中医内科学确实又全面又系统，甚至载入《金匮》《伤寒》不少处方。但是中医内科学不等于《金匮》，而且是在《金匮》《伤寒》辨证论治原则基础上发展起来的，所以，从根本上说来，每一个中医临床医生都必须反复学习、研究和应用《金匮》《伤寒》，许多时候才能从根本上解决问题。②治标不治本，非上策也。治标不治本，不但不能断根，复发往往预后不佳。断根看重调理本脏。或所主之脏，如本案调理肺脾是也。③本案是本着"有是证用是方"的原则施治。越婢加半夏汤证是"咳而上气，此为肺胀，其人喘，目如脱状。脉浮大者，越婢加半夏汤主之"，本案症状与此相符，用之则奏效。"有是证用是方"是临床使用经方的重要方法之一，证同，病机亦同。本方证之病机是饮热郁肺，故治之有效。

五、治愈风水一案的临床体会

患者，女，9 岁。全身红肿，高热两天就诊。

初诊：1983 年 3 月 6 日下午，证见面目及全身红肿，高热，体温 38～39.6℃。恶寒甚，微咳，气促，呼吸不畅，双下肢软，腰痛，不思食，腹胀，腹泻稀水，口干不渴，舌苔薄白，脉浮数。病起于三四天前，先见鼻孔前上唇处生疮，面目浮肿，家长未予注意，因吃鸡肉时蘸加盐的豆油较多，3月5日，一身悉肿，高烧，卧床不起。尿常规：蛋白（+），红细胞（++），白细胞（+），透明管型，颗粒管型。使用医用青霉素40万单位，肌内注射，每日2次，并服中药，至6日晚，病不减，我诊后，予服越婢汤1剂，药用麻黄6g，石膏12g，大枣2枚，甘草3g，生姜6g。

复诊：7日晨，烧退，肿仍然，不思食，腹胀，腹泻，追问患儿家长得知4日前曾吃黄粑，考虑腹泻与此有关，遂处以我院已故名老中医、中医科张君斗主任习用之越婢加术汤加味：麻黄6g，石膏18g，腹毛（大腹皮）12g，厚朴6g，大枣6枚，甘草4g，生姜12g，白术12g。续用青霉素，卧床休息，当日中午始服，晚上腹胀已减，大便转软，已进食。注意事项：忌盐。

三诊：8日晨，证见轻微浮肿，精神已振，下肢有力，腰痛消失，微有腹胀，大便时干时稀，苔白略腻，脉稍浮滑。尿检：蛋白少许，红细胞5～15/HP，白细胞2～6/HP，黏丝少许，管型0～1/HP。处方：麻黄5g，石膏15g，白术10g，厚朴3g，腹毛（大腹皮）6g，大枣3枚，甘草3g，生姜15g，青霉素用至今日完，护理同前。9日，发热轻微。乘车九个多小时至外地，但服越婢加术汤，2日1剂。

四诊：12日，除口淡外，无异常。处方：麻黄5g，石膏15g，白术10g，怀山15g，薏苡仁15g，茯苓皮6g，大枣6枚，甘草3g，2日1剂，服1剂后，两手脉转旺，恐热象复聚，改用越婢加术汤加白茅根、板蓝根，2日1剂，从此，正常饮食及学习。13日晚上，加用针灸，针双三阴交，不留针，再麦粒灸该穴各三壮，以患儿不能忍受为度。

五诊：17日，无症状表现。尿检：蛋白微量，透明，红细胞少，脓细胞少。处方：麻黄5g，石膏15g，白术12g，大枣9g，甘草6g，白茅根10g，生姜6g，2日1剂，并每晚轮流针灸三阴交、足三里，灸肾俞、气海，以巩固疗效。鉴于患儿舌质淡，28日起，前方加黄芪、白芍各6g，连服三剂。3月29日，4月2日、13日各查小便一次，均正常。4月3日，停止一切治疗，低盐饮食。4月21日回家，复学，参加一切活动，一直未复发。10月份查尿正常。

本案从发病至临床症状消失，半个月，至尿检查正常。随访1年，活动如常，未见复发，已彻底治愈，经治本案，有以下几点体会。

（1）本病发病时未引起注意，发病后于施治中精心护理。病愈后，也十分注意其饮食起居，衣服增减，避免受凉，虽随意吃盐，照常活动，一年多来，只感冒二次，尿路感染一次，及时用针、药、灸、按摩等法而愈，旧病未复发。临床上，的确需要以预防为主，治疗为辅，七分护理，三分治疗才能达到"正气存内，邪不可干""精神内守，病安从来"的境地。

（2）一接触患儿，就想到《金匮》中越婢汤方证，想到《金匮方歌括》中"一身悉肿属风多，水为风翻涌巨波。二草三姜十二枣，石膏八两六麻和"，想到张君斗主任习用越婢加术汤治风水，一用即合拍，愈益佩服经方可信可靠。这启示我们要熟悉中医经典，临床时要以经典著作为基础，作指导，在辨证论治时，从经书揭示的方向出发去结合现实的疾病进行诊治，确实获得满意的疗效。

（3）本案始终根据实际病情症状和病机随证施治，没乱换处方，在坚持治疗主证时适当加减药味和剂量，治疗兼证。把反复四诊，辨证施治贯穿治病全过程。临床上只要把四诊八纲、理法方药、辨证施治贯彻治疗过程的始终，一般是会有较好疗效。

（4）本案虽用青霉素，从治疗过程看，并未起决定作用，决定作用是辨证明确所用的中药，然小便化验的确有助于本病的确诊和治疗。因此，临床应坚持中医为主，中西医结合，但中医临床在运用中西医诊治疾病时，均应与辨证结合，于临床才有实益。

（5）本案始终注意辨证，随证处方，除中药、针、灸辨证施治外，卧床休息中注意动静结合，营养丰富中的注意饮食清淡，忌盐的同时又不妨碍进食，都是针对患儿及风水病的具体情况而言。疾病的发生、发展、传变和结局是一个有机的、综合的、复杂的历史变化过程，我们所采取的措施必须根据病情和诊病过程中发生发展变化的特点采取相应的措施，这样才能较稳准快地根除疾病，获得满意疗效。

（6）本案以越婢加术汤加减贯穿治疗始终，从而达到治愈效果，实践证明，风水病发展过程的根本矛盾是肺脾肾。而以肺脾为主的功能失调与风热湿邪的矛盾所导致的肺胃寒热、脾胃失调的本质现象，非到过程完结之日，是不会消灭的，因此，临床医生在疾病本质未完结之前，原则上应该守法守方，而从这一过程转变到另一过程中时，又须喜于变法变方。守与变，时间或长或短，完全应以实际病情症状和病机为转移。

六、风心病咯血

患者，女，32 岁，1989 年 1 月 31 日初诊：风湿性心脏病已 5 年，四天来大口咯鲜红色血液，一咳即咯血，卧床，呻吟，口渴，心慌，舌苔正常，脉细数。查血：血红蛋白 116g/L，白细胞 11.4×10^9/L，淋巴细胞 30×10^9/L，嗜酸性粒细胞 2×10^9/L。胸部 X 线检查：双肺阴影较多紊乱，以右下肺略明显，左心缘略显突。因思《金匮要略》"心气不足，吐血衄血，泻心汤主之"，本病火热伤气，即用泻心汤：雅连、黄芩各 9g，生军 6g，水煎服，2 剂，并针双侧内关、合谷、内庭 1 次。2 剂服完，咯血基本停止，又处原方 1 张，带回家服 2 剂，再服炙甘草汤加减 2 剂。谁知，回去后，什么药也没有服，咯血已愈，至今未复发咯血。

泻心汤即大黄黄连泻心汤，本病取其泻火除瘀、坚阴止血之作用，黄芩、黄连苦寒直折其火势，生军（大黄）

助黄芩、黄连降火，并用以除瘀，火热降，瘀血去，新血生，阴血则坚，而病就愈。阳明为多气多血之经，针合谷、内庭，泻胃肠之气，气降则火降，针内关者，泻厥阴心包之火热也。

七、肠痈（急性阑尾炎）

一般患者均因脐右侧剧烈疼痛而求治，平均约十余小时入院。急救病员均系急性病容，间有寒热往来，头晕、呼气粗，脐右连续不断的剧痛，间歇时短，痛时长，其痛如裂，足蜷卧。觉痛处热稍高，痛前和痛时自觉乍寒乍冷，头身皮肤微热。口无味，不恶油，思食，无呕吐、恶心，小便黄或短，大便或通或结，有的下气肠鸣。舌粉白或微黄，脉或洪大有力。

根据痛的部位是在脐右，脐右属太阴之脉络，太阴属肺与大肠相表里，按之牢，是肠之变征也，而非表证不可达汗。脉浮数当发热；有痛处，饮食如常者，蓄积有脓也，脉数而有力，痛剧而恶寒，是肠上疮疡初起将作脓也，不可攻下，只需镇痛消肿、解热、清血，如伤寒之少阴病，四逆，其人或咳，或悸，或小便不利，或腹中痛，或泄利下重者，四逆散主之。《内经》"热淫于内……佐以甘苦，以酸收之，以苦发之"，枳实、甘草之苦甘以泄里热，芍药之酸以镇痛解热，柴胡之苦以泄外热，再加粉葛以解内热，黄柏之苦以泻肠热，3剂即愈。而服后在4个小时即止痛，未溃者，药用大黄牡丹汤。

处方：柴胡 12g，白芍 36g，枳壳 12g，甘草 6g，粉葛 18g，黄柏 12g。曾用此方和针灸（多在刚入院疼痛时作一次）治疗好 17 例，情况列后：17 例中男 13 例，女 4 例，15～20 岁 5 例，21～30 岁 8 例，31 岁以上 4 例。17 例均痊愈。最短住院 2 日，最长住院 12 日，平均住院 5～7 天。